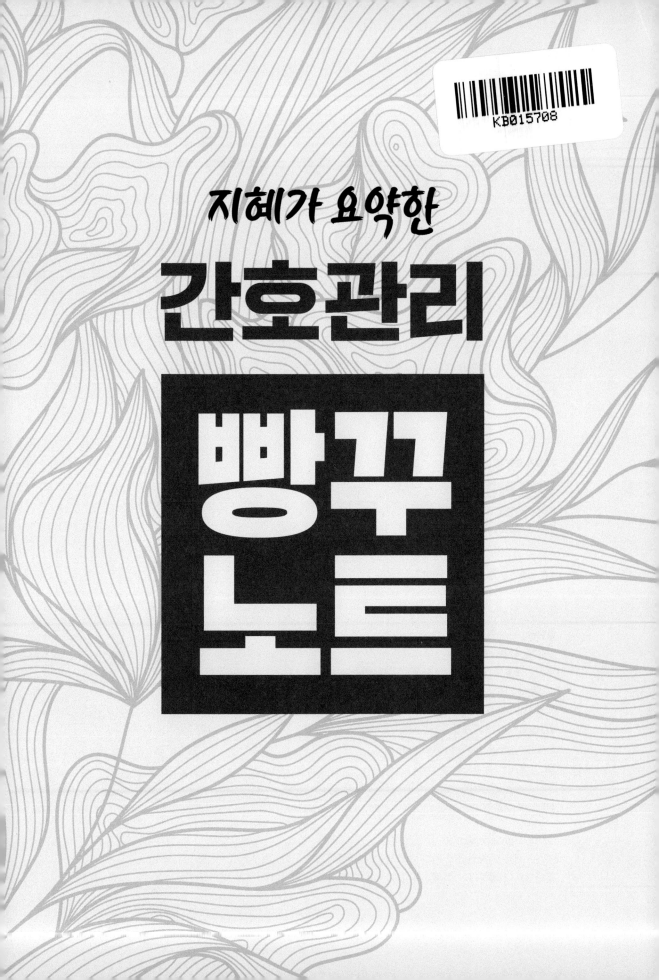

지혜가 요약한

간호관리

빵꾸노트

지혜가 요약한

간호관리
빵꾸노트

1판 1쇄 2024년 5월 10일

편저자_ 김지혜
발행인_ 원석주
발행처_ 하이앤북
주소 _ 서울시 영등포구 영등포로 347 한독타워 11층
고객센터_ 1588 - 6671
팩스 _ 02 - 841 - 6897
출판등록_ 2018년 4월 30일 제2018 - 000066호
홈페이지_ gosi. daebanggosi. com
ISBN_ 979 - 11 - 6533 - 476 - 5

정가_ 14,000원

1. 필수핵심이론을 알차게 채워넣은 핵심요약집

철저한 출제경향 분석을 토대로 간호관리 시험을 마무리하면서 <u>반드시 알아야 하는 내용들을</u> 엄선하여 <u>꼼꼼하고 밀도있게 수록</u>하였습니다.

2. 빈칸채우기를 통한 학습의 극대화

<u>핵심개념들을 도표로</u> 깔끔하게 편집하여 방대한 내용을 정리하는데 큰 도움을 줄 수 있도록 구성하였고, 페이지 마다 가장 중요한 개념들에 <u>빵꾸를 뚫어서 주요개념을 복</u> <u>습하고, 암기하는 효과</u>를 극대화시켰습니다.

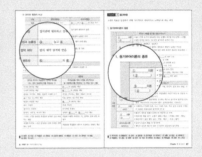

3. 최적화된 이론 복습과 최종 마무리를 위한 책

"지혜로운 간호관리" 기본이론서와 동일한 순서대로 구성하였기 때문에 이 책으로 공부하면서 어려운 부분은 <u>이론서의 해당 부분을 찾아보면서 복습효과</u>를 더 높일 수 있습니다. 또한 <u>본인</u> <u>에게 부족한 부분을 이 책에 추가하면서 스스로 단권화</u> 하여 자신만의 마무리 교재로 적극 활 용하시기를 추천합니다.

4. 저자직강 강력추천

<u>간호직 공무원 합격에 최적화되어 있는 저자의 강의</u>를 수 강하기를 강력추천합니다. 가장 효과적인 학습방법을 제 시하고, 가장 빠른 합격의 길로 이끌어 줄 것입니다.

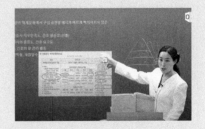

강의수강: 대방고시학원(gosi.daebanggosi.com)

차례

Part 01 관리의 이해 ----------------------------- 5

Part 02 기획 ----------------------------------- 19

Part 03 조직 ----------------------------------- 41

Part 04 인적자원관리 -------------------------- 62

Part 05 지휘 ----------------------------------- 85

Part 06 통제 ---------------------------------- 101

Part 07 간호단위관리 ------------------------- 118

Part 08 정보화와 간호 ------------------------ 129

Part 09 간호서비스 마케팅 ------------------- 131

Part 10 법적의무와 책임 --------------------- 136

Part 11 간호윤리 ----------------------------- 145

1. 관리의 개념

(1) 조직의 목표를 달성하기 위해 자원을 이용하여 기획, 조직, 인사, 지휘, 통제하는 과정이다.

Fayol	① ─ ② ─ ③ ─ ④ ─ ⑤
Marriner ─ Tomey, Marquis & Houston	기획─조직─인사─지휘─통제
Gulick	기획─조직─인사─지휘─조정─보고─예산(POSDCoRB, 7단계)

(2) 관리과정과 주요기능

기획	조직 목표설정과 이를 효율적으로 달성하기 위한 구체적 행동방안을 선택하는 과정
조직	공식적 구조를 만드는 것으로, 구성원의 업무, 자원, 권한을 배당하는 과정
인적자원관리	조직의 목표를 효율적으로 달성하기 위해 조직의 인적자원을 계획, 확보, 활용, 유지, 보존할 뿐만 아니라 이들의 업무나 행동에 대해 보상과 개발까지 담당하는 일련의 모든 기능과 활동
지휘	목표달성을 위해 업무를 지시하고 직무를 수행하도록 지도 격려하는 과정
통제	조직의 활동이 계획과 일치하도록 하기 위해 성과를 측정하고, 편차가 발생하는 곳을 발견하고 수정하기 위해 행동을 하는 것

① 기획 ② 조직 ③ 지휘 ④ 조정 ⑤ 통제

(3) 관리와 행정의 비교

구분	행정(공행정)	관리(사행정)
목표	불분명하고 복잡한 목표 추구	①____하고 ②____한 목표 추구
권력성	정치권력 내포하고 강제성을 띰	정치권력 내포하지 않음
독점성과 능률성	③____ 높고 ④____ 약함	경쟁성과 능률성 추구
법적 제약	법의 제약 엄격히 받음	법의 제약 적게 받음
평등성	⑤____과 ⑥____	평등성을 덜 강조

2. 관리의 목표

생산성
• 개인이나 조직이 수행한 업무의 양과 질을 자원 활용 정도를 고려하여 측정한 것
• 일정기간 동안의 투입과 산출의 비율

효과성 조직의 목적이 적합한지, 조직의 목적을 어느 정도 달성했는지를 측정하는 것	효율성 목적달성을 위해 자원을 생산적으로 잘 사용했는지를 측정하는 것 (투입 대비 산출)
목적과 관련된 개념	⑦____과 관련된 개념
가치와 관련된 개념	⑧____과 관련된 개념
결과를 의미하는 개념: 결과의 극대화 추구	과정을 의미하는 개념: 비용의 최소화
옳은 일을 하는가의 개념	일을 올바로 하는가의 개념
대상과 관련된 개념	⑨____과 관련된 개념
대외 지향적	대내 지향적
장기적인 측정치	단기적인 측정치
동태적, 사회적, 목적적 개념	정태적, ⑩____적, ⑪____적인 개념
조직과 그것을 둘러싼 환경간의 관계의 질을 측정하는 개념	기술의 수행에 관련되는 즉, 업적의 질에 대한 측정치
적절한 목적과 그것을 달성하기 위한 수단을 선택하는 능력	산출물을 투입물로 나누어 측정하는 경제적 개념

① 분명 ② 단일 ③ 독점성 ④ 경쟁성 ⑤ 고도의 합법성 ⑥ 평등성 ⑦ 수단 ⑧ 경제성 ⑨ 방법
⑩ 경제 ⑪ 수단

관리에 있어서는 목표달성의 효과성뿐만 아니라, 자원활용에 있어서도 최대한 효율성을 추구해야 하는 것이 중요하다. 이렇듯 효과성과 효율성, 이 두 개념은 상호대체적이거나 상호배타적인 것이 아니며 ①_____적인 관계에 있다.

	효과적	비효과적
효율적	자원의 적절한 활용을 통해 조직목표를 달성함	자원은 낭비되지 않으나 조직목표를 달성하지 못함
비효율적	자원을 과도하게 낭비하면서 조직목표를 달성함	②_____

3. 간호관리의 개념

(1) 간호대상자에게 양질의 간호를 제공하기 위해 간호사들이 알고 행해야 될 지식과 기법

(2) 간호조직의 목표를 달성하기 위하여 간호직원을 중심으로 모든 자원을 기획, 조직, 인사, 지휘 및 통제하는 과정이며, 동시에 의사 결정, 의사소통, 동기부여, 갈등관리 등의 지원기능을 하는 것임

(3) 간호관리는 투입을 산출로 바꾸는 전환과정

(4) **간호관리 체계모형**
간호관리과정은 투입, 과정, 산출, 통제물, 피드백으로 구성
① **투입**: 정보, 인력, 시설, 설비, 환자
② **과정**: 기획, 지휘, 통제하는 권한을 가진 간호관리자 집단
③ **산출**: 환자간호(시간), 직원개발, 연구
④ **통제물**: 철학, 간호목적, 간호예산, 인사정책, 훈육과정, 노사협약, 허가 · 인준법규
⑤ **피드백**: 재정보고서, 질 평가보고서, 동료평가, 인준조사보고서

■ ① 상호보완 ② 자원을 낭비하면서도 조직목표를 달성하지 못함

투입	전환과정	산출
목표달성위해 필요한 자원	투입이 산출로 변환되는 과정	산출/결과

투입	전환과정	산출

• 인력
  − 생산자 투입요소(간호사)
  : ①_____
    _____
    _____
  − 소비자 투입요소(환자)
  : ②_____
    _____
    _____
    _____
• 물자: 장비, 공급품, 기술
• 자금(재정), 건물설계
• 정보, 시간
• 간접비(실무교육)
• 환자분류체계(환자분류점수)
• 간호표준
• 간호전달체계
	〈관리과정과 관리지원기능〉
	
	〈간호관리과정〉
	
	• 기획, 지휘, 통제하는 권한을 가진 ④_____ 집단
		• 간호의 질과 양
		• 간호(제공)시간
		• 환자 재원일수
		• 환자 만족도
		• 간호사 만족도
		• 간호사의 성장
		• 결근률, 이직률
		• 인력개발
		• 연구(개발, 성과)
		• 간호 생산성
		• 원가/비용편익
		• 조직 개발
		• 조직 활성화
		• 조직 유효성

〈관리과정과 관리지원기능〉

기획	조직	인사	지휘	통제
의사결정 재무관리 목표관리 시간관리	조직구조 조직문화 조직변화	직무관리 간호전달 체계 경력개발 노사협상	리더쉽 동기부여 주장행동 의사소통 갈등관리	의료의질 관리 간호업무 평가 환자안전

〈간호관리과정〉

③_____	기획	조직	인사	지휘	통제

피드백

1. 관리자의 유형

최고 관리자	간호부장 간호이사 간호부원장	• 조직 목적을 설정하고, 각 부서가 어떻게 상호작용을 해야 하는지 정함 • 조직 전체에 영향을 미치는 장기적이고 전반적인 사업에 대한 의사결정 • 중간관리자의 업무성과를 모니터함
중간 관리자	간호감독 간호과장	• 조직목적 달성을 위해 자원을 조직하는데 가장 좋은 방법을 찾는 책임 • 조직목표, 전략, 정책을 집행하기 위한 제반활동 수행 • 일선관리자를 감독하고, 구성원의 활동을 조정
일선 관리자	수간호사 팀 리더 일차간호사 사례관리자 평간호사	• 현장업무를 수행하는 조직원을 지휘, 감독 • 현장에서 실제 업무를 수행하고 필요시 기술적인 역량 전수

2. 카츠의 관리기술

① _____ 적 기술	• 전체적으로 조직의 복합성을 이해하는 능력으로, 관리자가 조직을 전체로 파악하고 각각의 부서가 어떻게 연결되고 의존되는지를 이해하는 능력
② _____ 적 기술	• 다른 사람들과 성공적으로 상호작용하고 의사소통 할 수 있는 능력 • 동기부여/지도성을 적용하고, 원만한 관계유지하며 조정과 협력을 이끄는 기술
③ _____ 적 기술	• 특정분야를 감독하는 데 필요한 지식, 방법, 테크닉, 장비 등을 사용하는 능력

■ ① 개념 ② 인간 ③ 실무

기술	간호관리자의 기술 사례
1. 개념적 기술	• 조직의 사명과 비전을 수용하고 내외부 고객의 요구를 이해한다. • 변화하는 의료체계의 현실을 알고 대응한다. • 오늘의 업무를 이해하고 내일을 기획한다.
2. 인간관계적 기술	• 효과적으로 의사소통한다. • 직원들에게 정보를 주어 알게 한다. • 직원들에게 피드백을 효과적으로 제공한다.
3. 전문적 기술	• 직원을 훈련한다. • 환자를 사정하고 교육한다. • 임상 수행업무를 위임하고 감독한다.

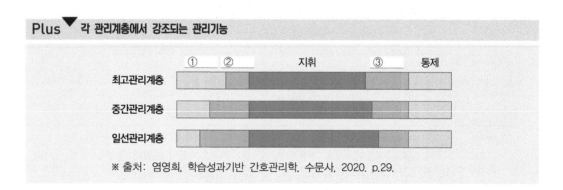

※ 출처: 염영희, 학습성과기반 간호관리학, 수문사, 2020, p.29.

▋ ① 기획 ② 조직 ③ 인사

3. 민츠버그(Mintzberg)의 관리자 역할

구분	역할	내용
대인 관계적 역할	① _____	• 간호단위의 대표로써 의식적인 임무를 수행 • 방문객 접대, 직원결혼식 참석, 그룹오찬주관
	② _____	• 환경을 조성, 직원의 사기와 갈등 조절, 피드백 제공, 개인의 성장을 돕도록 격려: 구성원의 활동을 지휘/조정/통제
	③ _____ ( )	• 상사, 부하직원을 제외한 다른 사람들과 상호작용 • 다른 부서의 관리자, 전문가, 타부서 직원, 환자 등과의 관계유지
정보적 역할	모니터 (정보수집자)	• 어떤 일들이 일어나는지 알기위해 지속적으로 주변 환경을 모니터하면서 직·간접적으로 정보를 수집
	전달자 (정보보급자)	• 부하직원들이 일상적으로 접할 수 없는 정보를 부하에게 전달
	대변인	• 부서를 외부 사람에게 대변 (이사회 참석 등)
의사 결정자 역할	④ _____ ( )	• 조직 변화에 관한 정보를 기초로 사업 추진 • 새로운 제도/신 사업 추진, 시장조사, 조직구조 재정비 등
	⑤ _____ ( )	• 직원 고충 및 작업환경 문제들을 해결 • 파업, 계약위반, 각종 민원, 스케줄/장비/작업환경 문제 등
	⑥ _____ ( )	• 인적, 물적, 재정적 자원을 어떻게 누구에게 배분할지를 결정 • 일정계획(스케줄링), 직무설계, 예산책정
	⑦ _____ ( )	• 자신의 정보와 권한으로 협상역할 수행 • 외부조직, 조직 내의 자원에 대한 교환, 노사협정에 관한 협상 수행

■ ① 대표자 ② 지도자 ③ 섭외자(연결자) ④ 기업가(변화촉진자) ⑤ 고충처리자(문제해결자)
⑥ 자원분배자(자원할당자) ⑦ 협상자(중재자)

관리란 ① 정보를 가지고 ② 사람을 통해서 ③ 활동으로 이어짐

구분	대내적(internal)	대외적(external)
정보적 차원 (정보적 수준)	의사소통	
	모니터링, 너브센터(nerve center)	대변자, 너브센터, 전파자
	통제	–
	설계, 위임, 지명, 분배, 평가	
인적 차원 (관리자의 업무수준)	지휘	연결
	활기 북돋우기, 개발, 팀 빌딩, 문화 강화하기	네트워킹, 대표자, 전달자, 송신자, 버퍼링(buffering)
행동 차원 (관리수준)	수행(doing)	처리(dealing)
	프로젝트 관리, 문제해결	연합 구축, 지지체계 동원

Plus ▼ 관리이론의 구분

(1) 시대적 구분에 의한 분류(Waldo)

이론	고전적 조직이론	신고전적 조직이론	현대적 조직이론
시대	1880~1930년 사이에 지배적	1940~1950년대에 지배적	1960년대 이후
관점	구조론적 관점에 중점	인간론적, 행동주의 관점	통합적 관점, 계량적 연구 중심
주요 이론	과학적 관리, 행정관리론, 관료제 이론	① _____. _____. _____.	경영관리이론, 조직환경이론 (체계이론, 상황이론), 카오스 이론

(2) 관점에 의한 분류(Gordon 등)

구조론적 조직이론	인간론적 조직이론	통합적 조직이론
② _____. _____.	인간관계론, 행동과학론, 지도자론	상황이론, 체계이론, 사회기술이론

(3) 스코트(W. R. Scott, 1987)에 의한 분류

① 조직이론들을 조직에 대한 관점과 인간에 대한 관점의 두 가지 차원으로 분류

    ㉠ 조직: 환경개념의 포함여부에 따라 폐쇄적, 개방적 관점

    ㉡ 인간: 합리적 존재 혹은 사회적 존재로 가정했는지에 따라 합리적, 자연적 관점

② 조직이론들의 패러다임의 변화

    ㉠ 조직 관점의 변화: 폐쇄적 관점 → 환경을 반영한 개방적 관점

    ㉡ 인간 관점의 변화: 합리적 관점 → 자연적 관점

폐쇄 – 합리적 조직이론	폐쇄 – 자연적 조직이론
• 과학적 관리론, 행정관리론, 관료제이론 • 조직의 효율성 강조	• ③ _____론, x–y이론 • 인간의 사회적 욕구 강조
개방 – 합리적 조직이론	개방 – 자연적 조직이론
• ④ _____이론, 구조적 상황이론 • 조직을 유기체로 강조	• ⑤ _____이론 • 조직의 생존을 강조

① 인간관계론, 행동과학론, 의사결정론 ② 과학적 관리론, 행정관리론, 관료제이론, 의사결정론 ③ 인간관계
④ 체계 ⑤ 카오스

1. 고전적 관리이론

(1) 과학적 관리론(테일러)

① 근로자의 효율성과 생산성을 향상시키는 방법에 과학적 원칙을 적용

② 기본원리: 시간-동작연구

①_____ 및 ②_____	시간동작 연구를 통해 근로자의 표준 과업량과 과업설계
적정인의 선발과 훈련	업무에 맞는 능력과 기술을 가진 사람 선발, 훈련, 배치
③_____ 도입	과업달성도에 따른 임금체계 개발
분업화, 전문화	공장조직을 철저한 기능적 조직으로 전환하여 책임부담

③ 인간관: 경제인, 기계인, X론적 인간관

④ 장·단점

장점	• 관리학의 기초를 마련, 현재까지 관리의 효율성과 생산성 향상에 큰 기여 • 실무/연구 분야에 과학적, 체계적 관리의 기틀 마련: 간호실무표준, 지침서 등
단점	• 관리자의 명령과 통제에 의한 강압적 관리 • 경영의 과학이 아닌 작업의 과학, 즉 조직 전체의 합리화가 아니라 공장 내부의 합리화 • 계획과 통제는 관리자, 작업수행은 근로자가 하는 관리와 근로자 철저히 분리됨 • 과업의 표준화를 유일한 방법으로 강조 • 종업원의 인간성 경시 • 근로자의 복지에는 관심을 두지 않음

⑤ 현대 관리에의 적용: 간호실무표준(지침), 간호업무량 측정, 성과급제, 기능적 업무분담

■ ① 직무표준화 ② 직무설계 ③ 차별성과급제

(2) 행정관리론(페이욜)

　① 생산성보다는 주로 조직관리의 보편적인 원리정립

　② 관리과정과 14개 관리원칙(분업과 조정의 두 차원을 중심)

　　㉠ 관리과정

기획 – 조직 – 지휘 – 조정 – 통제

　　㉡ 관리원칙(14개): 분업과 조정의 두 차원을 중심으로 구성

원칙	내용
분업의 원칙	• 분업은 일을 전문화시키고 효율성을 높여 작업 생산량을 증가시킨다.
①_____의 원칙	• 상급자는 하급자에게 명령할 수 있는 권한이 있어야 하며, 권한은 책임이 뒷받침되어야 한다. • 권한은 명령하는 권리이며 복종시키는 힘이다.
②_____의 원칙	• 조직과 구성원 간 행동에 대한 규칙이며, 위반 시 제재를 받는다.
③_____의 원칙	• 조직 구성원은 오직 한 사람의 상관으로부터 명령을 받아야 한다.
방향일관성의 원칙 (지휘 일원화)	• 조직은 동일한 하나의 목표를 향하여 한 사람의 관리자에 의해 계획되고 지휘되어야 한다.
공동목표우선의 원칙	• 조직목표, 단체목표가 개인목표(이익)보다 우선한다.
합당한 보상의 원칙	• 보상은 고용주나 구성원 모두에게 공정하고 타당해야 하며, 보상 수준은 구성원이 조직에 노력한 공헌에 달려있다.
집권화의 원칙	• 권력은 상위계층에 집중되어야 한다. • 집권화를 강조하면서도 모든 상황은 집권화와 분권화의 균형이 요구된다.
계층－연쇄의 원칙	• 최고관리자로부터 조직구성원에 이르기까지 모든 계층에는 단절됨이 없이 연계되어야 하고 명령과 보고의 소통이 이루어져야 한다.
④_____의 원칙	• 사물에 적재적소가 있고 사람에게도 적재적소가 있다. • 인적 물적 자원은 질서정연하게 배치, 배분, 사용되어야 한다.
공평의 원칙	• 관리자들은 조직구성원을 공평하게 대하여야 한다.
고용안정의 원칙	• 조직구성원의 신분보장 즉, 구성원의 고용안정을 확신시킨다.
⑤_____의 원칙	• 구성원에게 계획수립과 수행에 자율과 결정권을 부여함으로서 만족과 창의성 개발을 유도한다.
사기의 원칙 (단결, 협동)	• 사기를 높이므로 조직 내의 조화와 통일을 강화시킨다. • 구성원들의 단결과 조화를 유지하여 동기부여와 시너지효과를 누린다.

■ ① 권한　② 규율　③ 명령통일　④ 질서　⑤ 창의성

③ 장 · 단점

장점	• 효율적 행정원리에 관심, 오늘날의 조직이론에 공헌 • 권한과 책임을 합리적으로 배열하고 이행하도록 통제장치 마련
단점	• 관리를 정태적이고 비인간적인 과정으로 봄, 비공식적 집단이나 조직 내의 갈등, 조직목표의 형성 등 동적인 조직형성을 설명하기 어려움 • 제시한 원리들의 경험적 검증이 안 된 것이 많고, 이율배반적인 것이 있어 구체적 상황에서 적용이 어려움 • 조직을 환경과 무관한 폐쇄체계로 간주하므로, 관리의 일반원칙과 같이 유일 최고의 조직관리법을 개발하려 함

(3) 관료제 이론 (막스 베버)

① ___①___ 체계에 기초하고, 조직의 공식적인 시스템 강조

② 관료제의 특징

___①___ 의 계층화(___①___ 의 정의)	직위 계층화, 직위에 따라 권한과 책임을 명확히 규정
공식적인 규칙(규칙과 절차의 정형화)	규칙과 절차를 명확히 문서화, 공식화
___②___ ( )	규칙과 절차는 동등하게 적용되고, 예외 없음
경력제도(능력에 기초한 경력개발)	구성원들은 능력과 과업에 따라 선발되고 승진
노동의 분화(과업의 분업화)	직무를 명백히 규정하여 업무능률을 극대화

③ 장 · 단점

장점	• 지위에 부여된 권리와 의무를 명확히 규정하고, 규칙과 절차를 구체화하여 행정의 객관성 확보 • 조직에 수행되는 모든 과업을 분업·전문화하여 업무의 능률 극대화 • 전문지식과 기술에 입각한 인사정책
단점	• 관료적 원리와 전문적 원리를 구분하지 못함 • 인간적 요인과 비공식 조직의 중요성을 간과함 • 조직이 경직되고, 의사결정에 시간이 많이 걸리며, 변화에 빠르게 대처할 수 없음

■ ① 권한 ② 공평한 대우(비개인성)

2. 신고전적 관리이론

(1) 인간관계론(메이요)

① 인간의 감정, 정서, 사회성 등을 중요시하며, 관리의 민주화와 인간화를 추구

② 인간관계론의 특징(호손연구)

    ㉠ 인간의 사회심리적 욕구충족이 생산성 향상에 기여: 비합리적 요인, 비경제적 보상 중시

    ㉡ 생산능률이 구성원의 태도와 감정에 크게 의존하므로, 인간의 감정을 중요시함

    ㉢ 조직관리의 인간화와 민주화로 생산성 제고

    ㉣ 비공식조직의 중요성 강조: ① _____ 활동 지원

③ 인간관: ② _____ 인, ③ ____ 론적 인간관

④ 장 · 단점

장점	• 인간중심적 관리이론의 토대: 조직관리의 민주화와 인간존중에 많은 기여 • 자생집단, 집단역할, 직장이라는 사회적 장소의 중요성 강조 • 민주적 리더십의 필요성 인식시킴 • 인사상담제도, 고충처리제도, 제안제도 도입에 기여
단점	• 지나치게 인간적 측면을 강조함으로써 상대적으로 조직의 논리가 무시 • 공식적 집단보다는 체계적 지식이 빈약하여 경영성과에 연결시키지 못함

(2) 행동과학론

① 인간행동에 영향을 미치는 요인에 관한 지식을 체계화한 학문
즉, 심리학, 사회학, 인류학적 접근 등 ④ _____ 적 접근을 사용

② 동기부여 이론과 리더십 이론이 포함

③ 인간관: 인간관계론에 비해 인간을 총체적으로 받아들이고, '⑤ ____ 인'이라는 인간의 모든 행위를 연구대상으로 함

④ 장점

    ㉠ 근로자의 욕구충족, 성취감 향상

    ㉡ ⑥ _____ 참여기회 확대

    ㉢ 상황에 적합한 관리활동

    ㉣ 인간에 대한 ⑦ ____ 적 태도 및 관리 훈련

---

① 동아리 ② 사회 ③ Y ④ 다학문 ⑤ 복잡 ⑥ 의사결정 ⑦ 긍정

3. 현대적 이론

(1) 체계이론

① 조직은 하나의 시스템으로, 단일 목적을 갖고 서로 관련이 된 부분들이 상호의존적이고 유기적인 관계를 유지하는 집합체: 동태적 구조를 지닌 개방체계, 역동적인 전체

② 체계의 구성요소: 투입, 변환과정, 산출, 피드백, ①_____

③ 장점: 복잡한 조직현상을 통합적으로 접근할 수 있는 틀을 제공

④ 단점: 거대이론 / 중범위이론에 근거하여 실제 연구에 구체적 방향을 제시하지 못함

(2) 상황이론

① 조직의 내·외부 환경의 요구에 가장 잘 적응하는 조직의 효과성에 영향을 미치는 상황요인을 규명 ⇨ 상황에 적합한 조직설계와 관리방법을 제시

② 구조적 상황이론: 조직구조 및 조직 유효성에 영향을 미치는 상황요인을 규명

상황 변수	조직특성 변수	조직유효성(조직성과) 변수
• 환경 • 기술 • 규모	• 조직구조 • 관리체계 • 관리과정	• 유효성 • 능률성

③ 관리체계(Stalker): 환경적 특성에 따라 조직구조와 통제시스템을 정함

기계적 체계	②_____ 환경	집권화, 수직적 의사소통, 엄격한 규칙/절차를 통한 통제
유기적 체계	③_____ 환경	분권화, 수평적 의사소통, 부문 간 협력체계

④ 불확실한 상황 대처방안: 분권화된 권한, 환경과 조직구조의 적합도 조사, 비정형적 의사 결정, 집단과 개인의 특성 파악

⑤ 관리에 미친 영향: 조직과 상황간의 적합·부적합관계를 규명하여 조직의 효율성 높임

⑥ 단점: 조직과 상황을 지나치게 ④_____으로 봄

(3) ⑤_____ 이론

① 조직은 살아 움직이고 스스로 조직하는 시스템이며, 시스템은 복잡하며 스스로 적응함

② 우리에게 특정한 디자인에 대한 애착을 버리고 빨리 적응할 수 있고, 변할 수 있는 창조적이고 융통성 있는 형태를 요구

③ 관리자는 학습조직을 만들어야 함: 무질서에 적용할 수 있는 지식 창출 등을 위함

④ 단점: 비합리적이고 무질서한 조직을 그대로 설명만 한 이론으로 방안을 찾기 어려움

■ ① 환경 ② 안정된 ③ 변화하는 ④ 실물적 ⑤ 카오스

Part 02 기획

Chapter 1 기획의 이해

1. 기획의 개념

조직이 달성해야 할 목표를 설정하고, 이를 효율적으로 달성하기 위한 구체적인 행동과정 중 최적의 행동방안을 선택하는 행위

Plus ▼ 기획과 계획의 차이점

기획(planning)	계획(plan)
• 계획을 수립, 집행하는 과정 • 업무의 목적과 목표가 중요한 관점 • 절차와 과정을 중시 • 동태적인 개념 • 새로운 아이디어를 포함하는 방향성을 지닌 창조 행위(what to do)	• 기획을 통해 산출되는 결과 • ①_____, ②_____에 큰 비중 • 구체적으로 문서화된 업무수행방법의 제시가 필요 • 정태적인 개념 • 기획을 실현하는 과정으로서 활동목표와 수단, 방법(how to do)을 의미

2. 기획의 목적(필요성)

(1) 조직의 목표 달성

(2) **내외적 환경변화에 적절한 대처**: 미래의 불확실성과 변화에 대처할 수 있는 기준 제공

(3) ③_____의 **최소화**: 이용 가능한 인적, 물적 자원을 효과적으로 사용하도록 유도

(4) ④_____의 **기준을 제공**: 구성원들의 성과를 효과적으로 평가하는 통제활동의 기준을 제공

(5) 기획은 위기상황에 대처하게 하고, 의사결정의 유연성을 제공한다.(위기대처능력 증가)

① 방법 ② 예산과 스케줄 ③ 자원낭비 ④ 통제

3. 기획과정

I	II (유승흠, 1995)	III (김상진 외, 1999)
① ① _____ 설정	① ① _____ 설정	① 비전 설정 ② ② _____ 설정
② ③ _____ 및 ④ _____ 확인	② ③ _____ 및 ④ _____ 확인	③ 환경요소 예측 ④ 조직 내 가용자원 평가
③ ⑤ _____ 과 ⑥ _____	③ ⑤ _____ 과 ⑥ _____	⑤ 수용 가능한 대안 개발
④ 최종안 결정	④ 대안의 결정(우선순위)	⑥ 기획 선택
⑤ 선택안의 계획 수립	−	−
⑥ 수행	⑤ 수행	⑦ 기획 실행
⑦ 평가와 피드백	⑥ 평가와 회환	⑧ 평가와 수정

4. 기획의 특성

(1) 개방체계이며, 지속적 검토를 통해 최신의 것 사용

(2) 일련의 결정을 준비하는 과정으로, 동적인 개념

(3) ⑦ _____ 지향적

(4) ⑧ _____ 지향적

(5) ⑨ _____ 지향적

(6) ⑩ _____ 지향적

(7) 방향성, 응집력, 추진력을 제공하는 중요한 요소

① 간호목표 ② 목표 ③ 현황분석 ④ 문제 ⑤ 대안의 탐색 ⑥ 선택 ⑦ 미래 ⑧ 행동 ⑨ 변화 ⑩ 목표

5. 기획의 원칙

구분	개념
① _____의 원칙	반드시 수립한 목적이 있어야 하고, 목적은 명확하고 구체적으로 기술해야 함
② _____의 원칙	기획은 간결하고 명료하게 표현되어 이해하기 쉬워야 함
탄력성의 원칙	변화 상황에 대처할 수 있고, 하부집행기관이 창의력을 발휘할 수 있도록 탄력성을 지녀야 함
안정성의 원칙	일관성 있게 수행될 수 있도록 안정적으로 수립해야 함
장래예측의 원칙	정확한 정보를 바탕으로 객관적으로 예측해야 함
③ _____의 원칙	기획에는 필요한 제반 요소(인원, 물자, 설비, 예산 등)들이 빠짐없이 포함되어야 함
④ _____의 원칙	목표와 소요 자원과의 관계, 제반 중요 요소 사이에 상호균형과 조화가 이루어져야 함
경제성의 원칙	현재의 사용 가능한 자원을 최대한 활용하고, 새로운 자원은 최소화해야 함
필요성의 원칙	기획은 정당한 이유에 근거한 필요성이 있어야 함
⑤ _____의 원칙	기본 기획으로부터 여러 개의 기획이 파생되면서 기획을 구체화시킴

① 목적부합 ② 간결성 ③ 포괄성 ④ 균형성 ⑤ 계층화

6. 기획의 계층화 (구성요소)

| ① | ⇨ | 목적/사명 | ⇨ | 철학 | ⇨ | ② | ⇨ | 정책 | ⇨ | ③ | ⇨ | ④ |

(1) ① _____ : 조직의 바람직한 미래상

(2) **목적(사명)**: 조직의 사회적 존재이유, 조직의 사명을 명시한 것, 철학 및 목표의 지표

(3) **철학(핵심가치)**: 조직의 행동을 이끌어가는 가치/신념, 의사결정 기준/가치, 구성원에게 요구하는 사고의 틀, 구성원의 행동방향 제시, 의사결정의 기준

(4) ② _____ : 목적 달성을 위한 구성원의 구체적 행동지침, 달성해야 할 성과를 구체적으로 표현

(5) **정책**: 목표를 달성하기 위한 방법 및 목표를 행동화하기 위한 과정 및 활동 범위를 알려주는 포괄적인 지침, 조직의 의사결정 안내
   ☞ 암시적(묵시적) 정책과 명시적(표현적) 정책, 간호표준, 간호지침서

(6) ③ _____ : 간호활동을 단계적 순서적으로 기술함으로서 표준화된 처리순서 또는 방법을 설정해 놓은 것으로, 특정업무에 대한 관례적인 방법을 기술

(7) ④ _____ : 구성원들이 특별한 상황에서 해야 할 것과 금지해야 할 것을 알려주는 명확한 지침
   ☞ 비융통적, 무너지는 도덕 유지, 엄격, 제한, 표준적인 업무처리상 기준

(8) **계획안**: 목표성취를 위한 청사진으로, 활동과 절차를 구체적으로 기술

▌① 비전 ② 목표 ③ 절차 ④ 규칙

7. 기획의 유형

(1) 기획의 적용범위, 조직의 계층

차원	전략적 기획	전술적 기획	운영적 기획
목적	조직 전체의 성과 향상	전략기획의 실행을 위한 부서별 기획 기준 제공	부서 내 책임활동 향상
환경 조건	위험하고 불확실한 환경하에서 기획	①＿＿＿＿하고 ②＿＿＿＿＿＿의 환경하에서 기획	확실성이 높은 환경하에서 기획
계획 주관자	최고관리자	중간 관리자	일선, 하부관리자
기간	장기계획	중기계획	단기계획
	• 장기 기획과 관련 • 장기적인 기업의 목적과 관련(목적)	장기적인 목적의 수행과 관련(수단/ 목적)	중기적인 목적의 수행과 관련(수단)

(2) 사용횟수

일시적 기획 (단용 기획)	상시적 기획 (상용 기획)
비교적 짧은 기간 내 특정목표를 달성하기 위한 계획	규칙적 활동 즉, 반복 수행되는 과업을 위한 지침 제공
프로그램, 프로젝트	③＿＿＿＿＿. ＿＿＿＿＿. ＿＿＿＿＿

---

(3) 기획양식

반동적 기획	사전예비적 기획
• 현재 상태의 불만족을 해결하여 조직을 과거의 편안한 상태로 회복시키는 기획 • 현재에서 과거로 향하기 때문에 반동적 기획이라 함(후향적 기획)	변화하는 욕구를 미리 예측하여 행하거나, 성장을 촉진하기 위한 기획
비활동형 기획	사전활동형 기획
변화없이 현 상태 유지를 위한 기획	과거/현재에 불만족하여, 첨단기술 활용하는 미래지향적 기획

8. 기획방법

(1) ①_____제도(Planning Programming budgeting System, PPBS)

계획수립과 예산편성을 동시에 고려하는 절차로, 자원배분에 대한 의사결정을 합리적으로 일관성 있게 하려는 제도

(2) 작업망 체계모형

관리자가 여러 가지 활동을 기획하고, 일정계획을 짜고 통제해야 하는 대규모의 복잡한 일과성 사업에 전형적으로 사용되는 절차방법 (기획과 통제 장치로 유용)

① PERT(Performance Evaluation Review Technique)

　　㉠ 불확실한 상황에서 기획과 통제를 하고, 대규모의 일과성 사업에 사용되는 절차 방법

　　㉡ 프로젝트 전체를 완성시키는 데 필요한 기대소요량과 어떤 작업이 시작되기 전에 완성되어야 할 작업을 알 수 있음: 낙관적, 확률적, 비관적 완성 기대시간을 계산

② ②_____기법(Critical Path Method, CPM)

　　작업 활동을 배열하고 하나의 완성시간만을 추정함으로서, 주경로가 제 시간 내에 끝나도록 관리자는 자원투입 및 작업속도를 조절

(3) ③_____

　① 수평축은 시간을 나타내고, 수직축은 예정된 활동의 목록으로 구성됨

　② 계획과 실제 업무 진행결과를 비교하는 통제수단으로 사용

■ ① 기획예산　② 주경로　③ 간트 도표

Chapter 2 | 목표관리(MBO)

1. 목표관리의 개념

(1) 1954년 Drucker가 동기부여와 생산성 향상을 위해 제창

(2) 조직구성원의 참여 과정을 통해 상층관리자부터 일선 관리자까지 계층별 연간목표를 설정하고 설정된 목표와 실제의 결과를 정기적으로 비교 통제하는 관리시스템

(3) 로크의 목표설정이론을 적용, 업무수행자의 통제 하에 스스로 최선을 다하는 동기부여 적 제도

2. 목표관리의 구성요소

목표설정	• 목표는 ① 적, ② 적, ③ 가능, 계량적으로 표시 • 조직 전체 목표와 개인 목표 간 조화, 기획의 기술적/인간적 측면을 동시 고려 • 목표수행에 참여하는 사람들에 의해 공식화, 책임소재 명확히 기술 • 목표가 유용하지 않은 경우 변화 삭제 가능해야 함
④	• 관리자와 부하들이 협력하여 목표를 설정 • 목표의 실현가능성과 수용정도 증대
⑤	• 주기적으로 피드백 • 업무진행사항과 평가에 관한 정보를 제공하고, 구성원은 자가평가 가능

3. 목표관리 특성

(1) 기획과 통제를 통합하기 위한 기법이며 전략적 기획과 전술적 기획을 통합할 수 있는 도구

(2) 목표설정은 하향식뿐 아니라 상향식 방법에 의해 상호간에 이루어짐

(3) 인간에 대한 긍정적 철학과 참여적 관리정신을 반영

(4) 구성요소를 충분히 반영하여 기간 내에 완성되어야 함

(5) 자주적으로 목표를 설정하고 평가하여 피드백하는 과정적인 자기관리 시스템

① 구체 ② 단기 ③ 측정 ④ 구성원 참여 ⑤ 피드백

4. 목표관리의 장·단점

장점	단점
• 구성원들의 목표에 대한 몰입과 참여의욕 증진 • 참여와 토론을 통한 원활한 의사소통 • 구성원에게 효과적인 자기관리/자기통제 기회 제공 • 구성원의 성과에 대한 객관적인 평가가 가능 • 성과에 대한 책임소재가 명확함 • 조직의 모든 단계에서 성과가 향상될 수 있음 • 조직 구성원들의 동기부여(능력 개발 촉진) • 부서와 개인의 목표를 기업의 목표로 일치시킴	• 목표의 명확화가 어려우며, 최종목표와 중간목표 간의 갈등을 조정하기 어려움 • 목표의 신축성이 결여되기 쉬움 • 단기목표를 지나치게 강조하는 경향이 있음 • 불확실한 상황과 유동적인 환경에서 적용곤란 • 계량화할 수 없는 성과가 무시되는 경향(양적 성과 강조) • 지나친 경쟁 유발로, 조직전체의 성과에 악영향 • 인간중심주의, 산출중심주의 관리방식에 대한 경험이 없으면 강한 저항이 가능

1. 의사결정의 개념

(1) 설정한 목표를 달성하거나 문제를 해결하기 위해 이용 가능한 여러 대안의 집합 중 하나의 최적 대안을 선택하는 복잡하고 인지적인 과정

(2) 관리의 모든 과정에서 행해지고, 모든 계층의 관리자들이 하는 일반적인 과정

2. 의사결정 과정

| 문제인식 | ⇨ | 대인개발 및 선택 | ⇨ | 대안실행 | ⇨ | 결과평가 |

3. 의사결정의 유형

(1) 개인 의사결정과 집단 의사결정

구분	개인의사결정	집단의사결정
장점	• ①_____ • ②_____ • ③_____ • ④_____	• 풍부한 정보 • 분업 가능 • 복잡한 문제에 효과 • 충실한 대안평가 • 정당성, 합법성 • 수용성 • 구성원의 창의성
단점	• 개인의 편견 • 낮은 합리성 • 정보 한계 • 질서정연하지 못함	• 시간낭비 • 압력이 존재 • 책임소재 모호 • 창의성 제한 • 의견 불일치 및 갈등 • 타협안
선택기준	의사결정의 ⑤_____, ⑥_____, ⑦_____	의사결정의 질, 정확성, 수용성
문제		집단사고, 애쉬효과, 로스구이 현상

① 독창성 ② 신속성 ③ 비용절감 ④ 책임소재가 명확 ⑤ 신속성 ⑥ 창의성 ⑦ 비용

(2) 문제의 적용수준에 따른 유형(앤소프)

전략적 의사결정	① 주로 상층관리자가 수행하는 조직전체에 영향을 미치는 장기적인 의사결정 ② 조직차원 의사결정에서 가장 중요: 전략적, 포괄적, 장기지향적 선택 ③ 목표달성을 위해 최대의 능력을 발휘할 수 있도록 자원을 배분하는 것 ④ 대부분 비정형적, 비구조적 의사결정
①_____ 의사결정	① 조직의 중간관리자가 수행하는 중·단기 기획과 관련된 의사결정 ② 최대의 과업능력을 산출하기 위해 자원을 조직하는 과정에서 조직기구의 관리에 관한 결정, 자원의 조달, 개발에 관한 결정을 함
업무적 의사결정	① 조직 내의 일선 관리층에서 단기적 전략수행과 성과달성에 필요한 관리행동에 관하여 의사결정을 내리는 것으로, 현행 업무의 수익성 극대화가 목적 ② 정형적, 구조적 의사결정

(3) 문제의 구조화 정도에 따른 분류: 사이몬(Simon)

정형적 의사결정	① 구조화의 정도가 높은 의사결정(문제가 일상적, 보편적) ② 사전에 설정된 기준에 따라 일상적이며 반복적으로 이루어지는 의사결정 ③ 책임의 수준도 낮아 대개 하위층에 위임됨
비정형적 의사결정	① 구조화 정도가 낮은 의사결정(문제가 독특함) ② 사전에 설정된 해결책이 없는 상황에서 새롭고 독특한 의사결정이 이루어지는 것 ③ 의사결정자는 외부전문가나 자신의 창의성에 의존해야 함 ④ 상위층으로 갈수록 의사결정을 하게 됨

4. 창의적 집단 의사결정의 기법

②_____	창의적인 대안 개발을 위해 대면적으로 자유롭게 아이디어를 제안
명목집단기법	구성원이 모이나 구두 의사소통 없이 문서로 아이디어 제출 후 토론/우선순위
③_____	흩어져 있는 전문가들에게 설문지 우편조사를 통해 의견을 모아 의사결정
④_____	컴퓨터 기술과 명목집단기법을 혼합
스토리 보딩	벽에 문제를 이야기로 제시하는 브레인스토밍 후, 아이디어를 평가

■ ① 관리적 ② 브레인스토밍 ③ 델파이기법 ④ 전자회의

5. 의사결정도구

(1) 결정격자

결정격자(decision grids)는 대안들을 시각적으로 보면서 같은 기준에 따라 각각 비교할 수 있는 장점이 있다. 도출된 대안이 많거나, 한 집단이나 위원회에서 의사결정을 할 때에 결정격자 방법이 도움이 된다.

(2) 결정나무

의사결정자가 선택할 수 있는 대안과 그에 따른 결과를 나뭇가지 모양으로 나타낸 도표고, 관리자는 의사결정나무를 사용하여 특정한 문제에 대하여 가능한 대안, 결과, 위험, 정보요구도 등을 확인할 수 있다. 최소 2개 이상의 대안들로 시작하여 각 대안별로 발생할 수 있는 사건과 예상되는 결과를 제시한다.

6. 창조적 문제해결

(1) **창조적 문제해결의 정의**: 현재 상태와 희망하는 바람직한 상태 간의 차이를 없애기 위해 노력하는 과정에서 어떻게 효과적으로 해결하는가의 문제

(2) **창조적 사고과정**: 문제해결과정과 유사하나, 문제해결을 위한 의사결정이 대안의 선택에 초점을 두는 반면 창조적 사고는 대안의 독창성 강조

(3) **창조적 사고과정**: 욕구 ⇨ 준비 ⇨ 숙고 ⇨ 조명 ⇨ 검증

① **욕구**: 창조적 사고에 대한 욕구를 느낌
② **준비**: 실제로 창조적 아이디어가 나타나는 시기
③ **숙고**: 상황을 분석하며 생각하는 시기
④ **조명**: 대안을 발견하는 단계
⑤ **검증**: 아이디어를 수정하고 검증하는 단계

Plus ▼ 문제해결과 의사결정의 비교

개념	정의	핵심개념
의사결정	여러 대안 중 한 행동방향을 선택하는 과정이며 반드시 ①_____로 귀결되지는 않음	대안 선택
문제해결	문제의 실제적인 원인이 된 상황분석에 초점을 두며 체계적인 과정으로 항상 ②_____과정을 거침	원인(상황) 분석
비판적 사고	한 상황을 평가할 때 철학적인 질문과 세심한 판단을 하는 능력	상황 평가
창조적 사고	의사결정이 ③_____에 초점을 두는 반면 창조적 사고는 대안의 ④_____을 중시	대안의 ④_____

▌① 문제해결 ② 의사결정 ③ 대안선택 ④ 독창성

Chapter 4 | 재무관리

1. 재무관리의 정의

(1) 경영활동에 필요한 자금을 합리적으로 조달하고 조달된 자금을 효율적으로 운용하는 관리기능

(2) **궁극적인 목표**: 기업의 가치를 극대화하는 것

2. 재무관리의 기능

(1) **자본조달기능**: 투자에 소요되는 자본에 대한 효율적인 조달을 결정

(2) **투자결정기능**: 자산을 어떻게 구성할 것인지 결정

(3) **재무계획기능**: 자금조달과 운용에 대한 합리적인 의사결정을 하기 위한 계획

(4) **재무통제기능**: 예산제도를 통해 경영활동을 통제

3. 재무관리의 목표

(1) 기업가치의 극대화(이윤의 극대화 – 좁은 의미)

(2) 사회적 책임을 다하는 것

4. 재무분석을 위한 재무제표

※ **재무제표**: 기업의 재무상태와 경영상태를 파악하는 기본적인 회계자료

종류	개념
① _____	• 일정시점에서 기관의 자산, 부채, 자본의 재무상태를 표시해 주는 상태표 • 좌측 차변에 자산을, 우측 대변에 부채와 자본을 표시, 이들 양자의 크기는 같음 • 재무구조의 건전성과 경제적 자원에 대한 정보, 기업의 유동성과 지급능력, 장기계획 수립시 기업의 확장이나 프로젝트 계획에 정보 제공
② _____	• 특정기간 동안의 기업의 경영성과를 나타내는 재무제표의 일종 • 일정기간 총수익과 총비용의 발생원인 별로 표시되며, 이 양자의 크기는 같음 • 당기 경영성과, 기업의 수익력 판단, 경영계획/배당정책의 수립 자료, 경영자 능력 및 경영업적 평가에 대한 정보 제공
③ _____	• 일정기간 병원의 현금유입과 현금 유출을 영업활동, 투자활동, 재무활동 등으로 구분하여, 현금변동을 표시하는 회계보고서 • 기업의 채무상환능력, 유동성, 현금조달전략 정보제공, 신뢰성 높아 기업이익 평가에 유용
비용이익분석	• 모든 투입자원을 화폐로 계산하고(총비용), 조직 활동의 성과를 화폐로 계산하여 산출한 이익과 비교 분석하는 과정 • 비용은 목표를 달성하는데 투입된 지출액으로, 고정비용, 변동비용, 직접비용, 간접비용 등으로 구분 • 비용분석을 통해 손익분기점(순이익이 비용과 같은 지점)을 발견하고, 이를 지나면 경영수지 흑자가 됨

5. 예산관리

(1) 예산의 개념

일정기간동안 조직의 계획을 종합하여 화폐가치로 표현해 놓은, 금액으로 표시된 업무계획서

(2) 예산의 목적

① 계획의 ④ _____ 가능성을 조기에 알려줌

② 상세하고 종합적인 계획을 할 수 있게 함

③ 정보교환이 원활하게 됨

④ 자원의 활용과 직원의 ⑤ _____ 을 자극함

⑤ 예산에 따른 목표달성 정도를 통해 업무수행평가 가능

⑥ 사업계획시마다 필요한 승인, 교섭 등 절차상의 번거로움을 피할 수 있음

■ ① 대차대조표 ② 손익계산서 ③ 현금흐름표 ④ 실현 ⑤ 능률

(3) 예산수립과정

| 예산
① ____ | ⇒ | 예산
심의 | ⇒ | 예산
② ____ | ⇒ | 예산
③ ____ | ⇒ | 예산
결산 | ⇒ | 회계
감사 |

※ **회계감사**: 조직의 재정적 활동과 수지결과에 대한 사실을 확인하고, 그 결과를 보고하기 위해 장부회계 기록을 제3자가 체계적으로 검사하는 행위

(4) 예산제의 종류

예산의 종류	특징
④ ____ 예산제 (⑤ _____)	• 기획기능이 강화된 예산제 • 장기적인 계획수립과 단기적인 예산편성을 유기적으로 연관시킴으로써, 자원배분에 관한 의사결정을 합리적으로 일관성 있게 행하려는 예산제
⑥ ____ 예산제	• 예산의 감축기능 중심의 예산제: 예산 낭비 가능성 축소 • 예산을 편성, 결정함에 있어 전 회계연도의 예산에 구애됨이 없이 조직체의 모든 사업과 활동에 대해 영기준(Zero Base)을 도입하여 각각의 효율성과 효과성 및 중요성을 체계적으로 분석하고 그에 따라 우선순위가 높은 사업 및 활동을 선택하여 실행예산을 결정하는 예산제도 • 중요 사업 집중지원 및 자원의 최적 배분 가능 • 신규 사업과 계속사업 모두 비용효과분석 대상임 • 예산결정과정에서 목표와 활동 중심적임 • 검토과정에 관리자 참여: 예산이 필요한 부서가 그 이유를 입증해야 함
⑦ ____ 예산제	• 전통적 방법으로, 전년도의 경비에 차기년도의 물가상승률이나 소비자 물가지수 등을 곱해 예산을 세움

■ ① 편성 ② 확정 ③ 집행 ④ 기획 ⑤ PPBS ⑥ 영기준 ⑦ 점진적

6. 우리나라 의료수가

(1) 상대가치 수가제(행위별 수가제) + 질병군별(DRG) 포괄수가제

상대가치수가제 (2001)	• 각 의료서비스에 필요한 의사서비스의 투입자원을 계산하여 상대가치를 측정 보상해 주는 방법 • 진료행위별 상대가치점수를 매겨 기본단가(환산지수)에 곱하여 계산 • 우리나라 건강보험에서 적용하고 있는 주된 진료비 지불제도 • 행위별 소요시간, 정신적/기술적/육체적 노력, 판단력, 환자위급성 등
포괄수가제 (2002)	• 증가하는 병원비 지출과 건강관리비용을 통제하기 위해 고안 • 대상자에게 제공한 의료서비스 항목이나 수량에 관계없이 사례에 기초하여 진료비를 지불하는 방식 • 질병군별 포괄수가제: 의료서비스의 양과 질에 관계없이 질병군(환자군)별로 미리 책정된 정액 진료비를 사전에 병, 의원에게 지불하는 제도

(2) 장·단점

구분	행위별 수가제	포괄 수가제
장점	• 양질의 의료서비스 제공 가능 • 신의료기술 및 신약개발 등에 기여	• ①_____ 절감 효과: ②_____ 억제 • 의료인과 심사기구, 보험자 간 마찰 감소 • 진료비 청구방법 ③_____, 계산 투명성 제고
단점	• 과잉진료, 국민의료비 증가 • 진료비 계산/보험청구에 많은 시간소요	• 과도한 영리추구로 의료의 질 저하 위험성 • 의료진의 진료에 대한 ④_____ 침범

① 의료비 ② 과잉진료 ③ 간소화 ④ 자율성

(3) 신포괄수가제: (기존의 포괄수가제＋행위별수가제) → 혼합형 지불제도

구분	질병군별 포괄수가제	신포괄수가제
적용 기관	7개 질병군별 진료가 있는 전체 의료기관 (2013. 7. 1.부터)	국민건강보험공단 일산병원, 국립중앙의료원, 지역거점 공공병원, 시범사업 참여 신청한 민간병원 등 총 98개 기관
적용 환자	7개 질병군 입원환자(백내장수술, 편도수술, 맹장수술, 항문수술, 탈장수술, 제왕절개분만, 자궁수술)	603개 질병군 입원환자 4대 중증질환(암·뇌·심장·희귀난치성질환)과 같이 복잡한 질환까지 포함, 초음파 등 진료에 필수적인 비보험 검사 등에도 보험이 적용
장점	• 포괄수가(묶음) • 의료자원의 효율적 활용	• 포괄수가(묶음)＋ ① ＿＿＿＿＿ 수가(건당) • 의료자원의 효율적 사용＋적극적 의료서비스 • 환자들의 진료비 부담을 감소

7. 우리나라 간호수가

(1) ② ＿＿＿＿ 수가

① 환자간호에 들어간 총비용을 환자 총 재원일수로 나누어 환자 1인당 1일 평균비용을 산출

② 단점: 서로 다른 간호요구량을 가진 각 환자에 대한 비용을 정확히 산정하여 반영 못함

③ 적용: ③ ＿＿＿＿＿＿＿＿＿ 제

■ ① 행위별 ② 일당 ③ 간호관리료 차등

Plus ▼ 간호인력 확보수준에 따른 간호관리료 차등제

(1) 개요

① 간호행위 중 행위별수가 항목을 제외한 나머지 간호서비스에 대한 수가(활력징후측정, 간호교육, 온열요법, 침상정리, 기록과 보고 등)

② 입원료 등에는 입원환자 의학관리료(기본점수의 40%), 입원환자 간호관리료(기본점수의 25%), 입원환자 병원관리료(기본점수의 35%)가 포함되어 있으며 요양기관 종별에 따라 산정

③ 일반병동, 일반 중환자실, 신생아 중환자실, 소아 중환자실 간호관리료 차등제가 있음

(2) 일반병동 간호관리료 차등제

① 인력확보수준에 따른 등급 산정 [2024. 1. 1. 시행]

환자수 대 간호사수의 비	직전 분기 평균 환자 수 대비 해당 병동에서 간호업무에 종사하는 직전 분기 평균 간호사수(환자 수 대 간호사수의 비)에 따라 간호인력확보수준을 등급별로 구분하여 적용
병상수 대 간호사수의 비	다만, 의원, 치과의원, 한의원, 보건의료원은 일반병동의 직전 분기 평균 병상 수 대비 해당 병동에서 간호업무에 종사하는 직전 분기 평균 간호사수(병상 수 대 간호사수의 비)에 따라 간호인력확보수준을 등급별로 구분하여 적용

② 등급별 병상수/환자수 대 간호사 비

등급	상급종합병원
S등급	1.5 : 1 미만인 경우
1등급	2.0 : 1 미만 ~ 1.5 : 1 이상
2등급	2.5 : 1 미만 ~ 2.0 : 1 이상
3등급	2.5 : 1 이상인 경우

등급	종합병원
S등급	1.5 : 1 미만인 경우
A등급	2.0 : 1 미만 1.5 : 1 이상인 경우
1등급	2.5 : 1 미만 2.0 : 1 이상인 경우
2등급	3.0 : 1 미만 2.5 : 1 이상인 경우
3등급	4.0 : 1 미만 3.0 : 1 이상인 경우
4등급	6.0 : 1 미만 4.0 : 1 이상인 경우
5등급	6.0 : 1 이상인 경우

등급	병원, 정신병원, 치과병원, 한방병원
A등급	2.0 : 1 미만인 경우
1등급	2.5 : 1 미만 2.0 : 1 이상인 경우
2등급	3.0 : 1 미만 2.5 : 1 이상인 경우
3등급	3.5 : 1 미만 3.0 : 1 이상인 경우
4등급	4.0 : 1 미만 3.5 : 1 이상인 경우
5등급	6.0 : 1 미만 4.0 : 1 이상인 경우
6등급	6.0 : 1 이상인 경우

등급	의원, 치과의원, 한의원, 보건의료원
1등급	2.5 : 1 미만인 경우
2등급	3.0 : 1 미만 2.5 : 1 이상인 경우
3등급	3.5 : 1 미만 3.0 : 1 이상인 경우
4등급	4.0 : 1 미만 3.5 : 1 이상인 경우
5등급	4.5 : 1 미만 4.0 : 1 이상인 경우
6등급	4.5 : 1 이상인 경우

③ **일반병동의 병상**: 요양기관 전체병상에서 응급실, 신생아실, 분만실, 회복실, 중환자실, 집중치료실, 격리실, 무균치료실, 인공신장실, 납차폐특수치료실, 낮병동 등을 제외한 입원병실의 병상. 별도의 병동으로 구분 운영하지 않는 격리실, 무균치료실, 납차폐특수치료실 등은 일반병동의 병상으로 봄. 다만, 「정신건강증진 및 정신질환자 복지서비스 지원에 관한 법률」에 의한 정신의료기관 중 폐쇄병동의 경우 일반병동의 병상에서 제외할 수 있음.

④ **폐쇄병동의 입원료**
정신의료기관 중 폐쇄병동을 일반병동 병상에서 제외한 경우 폐쇄병동의 입원료는 다음과 같다.
　㉠ 상급종합병원: 3등급 입원료
　㉡ 종합병원: 소재지 구분에 따른 5등급 입원료
　㉢ 병원, 정신병원, 치과병원, 한방병원: 소재지 구분에 따른 6등급 입원료
　㉣ 의원, 치과의원, 한의원, 보건의료원: 6등급 입원료

⑤ 일반병동 간호관리료: 의료기관별 가산기준

※ 기준등급: 입원료 소정점수로 산정, (+가산, -감산)

2024년	상급종합병원	종합병원	병원/정신병원/치과병원/한방병원	의원/치과의원/한의원/보건의료원
일반 병동	S등급: 1등급의 +15% 1등급: 기준등급 2등급: 1등급의 -10% 3등급: 2등급의 -10%	S등급: A등급의 +12% A등급: 1등급의 +12% 1등급: 기준등급 2등급: 1등급의 -10% 3등급: 2등급의 -10% 4등급: 3등급의 -10% 5등급: -의료취약지역: 　4등급의 -15% -서울 및 광역시: 　4등급의 -30% -기타지역: 　4등급의 -25%	A등급: 1등급의 +10% 1등급: 2등급의 +10% 2등급: 3등급의 +10% 3등급: 4등급의 +10% 4등급: 기준등급 5등급: 4등급의 -10% 6등급: -의료취약지역: 　5등급의 -15% -서울 및 광역시: 　5등급의 -30% -기타지역: 　5등급의 -20%	1등급: 6등급의 +50% 2등급: 6등급의 +40% 3등급: 6등급의 +30% 4등급: 6등급의 +20% 5등급: 6등급의 +10% 6등급: 기준등급
산정현황 미제출	3등급의 -50%	4등급의 -50%	5등급의 -50%	

(3) 일반중환자실

※ 기준등급: 입원료 소정점수로 산정, (+가산, -감산)

2024년	상급종합병원	종합병원/병원/정신병원/치과병원/한방병원
일반 중환자실	S등급: A등급의 +20% A등급: 1등급의 +20% 1등급: 기준등급 2등급: 1등급의 -20% 3등급: 2등급의 -20%	S등급: A등급의 +20% A등급: 1등급의 +20% 1등급: 2등급의 +20% 2등급: 3등급의 +20% 3등급: 기준등급 4등급: 3등급의 -20% 5등급: 4등급의 -20% 6등급: 5등급의 -20% 7등급: -의료취약지역: 6등급 소정점수 　　　-기타지역: 6등급의 -20%
산정현황 미제출	3등급의 -50%	7등급의 -50%

(4) 신생아 중환자실

※ 기준등급: 입원료 소정점수로 산정. (+가산, -감산)

구분	상급종합병원	종합병원	병원
2007년	4등급으로 시작		
2016년	1~5등급 (4등급 기준 가감)		1~4등급 (3등급 기준 가감)
2018년	1~6등급 (5등급 기준 가감)		1~5등급 (4등급 기준 가감)
2024년	S~4등급 (1등급 기준 가감)	S~4등급 (3급 기준 가감)	

2024년	상급종합병원	종합병원/병원/정신병원/치과병원/한방병원
신생아 중환자실	S등급: A등급의 +20% A등급: 1등급의 +20% **1등급: 기준등급** 2등급: 1등급의 -5% 3등급: 2등급의 -5% 4등급: 3등급의 -10%	S등급: A등급의 +20% A등급: 1등급의 +20% 1등급: 2등급의 +20% 2등급: 3등급의 +20% **3등급: 기준등급** 4등급: 3등급의 -20%
산정현황 미제출	4등급의 -50%	

(5) 소아중환자실 간호관리료 차등제

① 2008년 소아 혹은 성인중환자실 간호관리료(9등급)로 시작하여, 2015년에 분리
② 소아 중환자실 입원환자 간호관리료 차등제

※ 기준등급: 입원료 소정점수로 산정. (+가산, -감산)

	상급종합병원	종합병원/병원/정신병원/치과병원/한방병원
소아 중환자실	S등급: A등급의 +20% A등급: 1등급의 +20% **1등급: 기준등급** 2등급: 1등급의 -20% 3등급: 2등급의 -20%	S등급: A등급의 +20% A등급: 1등급의 +20% 1등급: 2등급의 +20% 2등급: 3등급의 +20% **3등급: 기준등급**
산정현황 미제출	3등급의 -50%	

Plus ▼

1. **야간전담간호사 관리료는 다음 요건을 모두 충족한 경우 인정함**

    가. 대상기관

    1) 상급종합병원, 종합병원, 병원(요양병원, 정신병원 제외)

    2) 간호인력 확보수준에 따른 입원환자 간호관리료 차등제 등급이 상급종합병원은 3등급, 종합병원은 4등급, 병원 · 치과병원 · 한방병원은 5등급 이상

    나. 인력

    1) 「간호인력 확보수준에 따른 간호관리료 차등적용 관련 기준」에 따른 야간전담간호사 2인 이상

    2) 야간전담간호사를 제외한 일반병동 간호사 총 인원이 직전분기 대비 5%를 초과하여 감소하지 않은 경우

    다. 야간전담간호사 운영비율

    「간호인력 확보수준에 따른 간호관리료 차등적용 관련 기준」에 따른 총 간호사 중 야간전담 간호사의 비율(소수점 셋째자리 이하 절사)

    라. 산정횟수

    간호인력 확보수준에 따른 입원환자 간호관리료 차등제 적용 입원료 산정시 1일당 1회 산정

2. **야간간호료는 야간간호료는 간호사가 야간(22시~익일 6시)에 근무하면서 일반병동 입원환자를 간호하는 경우에 산정하며, 다음 요건을 모두 충족한 경우 인정함**

    가. 대상기관

    1) 상급종합병원, 종합병원, 병원(요양병원, 정신병원 제외)

    2) 간호인력 확보수준에 따른 입원환자 간호관리료 차등제 등급이 상급종합병원은 3등급, 종합병원은 4등급, 병원 · 치과병원 · 한방병원은 5등급 이상

    나. 인력

    일반병동 분기별 평균 환자 수 대비 평균 야간근무 간호사 수 25:1 이하

    다. 산정횟수

    간호인력 확보수준에 따른 입원환자 간호관리료 차등제 적용 입원료(가-2 입원료) 산정시 1일당 1회 산정

    라. 현황신고 및 적용방법

    1) 야간근무 간호사 수: 야간(22시~익일 6시) 동안 8시간 근무하는 경우 1인, 4(이상)~8시간(미만) 근무하는 경우 0.5인으로 산정함. 다만, 동일 동 야간시간 동안 8시간 근무 산정인원이 1인 이상인 경우에 한하여, 4(이상)~8시간(미만) 근무를 추가 인정함

    2) 환자 수: 「간호인력 확보수준에 따른 간호관리료 차등적용 관련 기준」에 의해 산정한 평균 환자 수를 적용함

    3) 평균 환자 수, 평균 야간근무 간호사 수는 각각 소수점 셋째자리에서 반올림하여 계산하며, 평균 환자 수 대비 평균 야간근무 간호사 수는 소수점 셋째자리 이하 절사하여 계산함

    4) 미제출 기관의 경우 야간간호료를 산정할 수 없음

(2) ①＿＿＿＿＿ 수가

    ① 총비용을 총 방문수로 나누어 환자 1인당 방문당 수가를 산출

    ② 적용

②＿＿＿＿＿수가	방문당 정액제: 기본방문료(방문당 수가)＋개별행위료
③＿＿＿＿＿＿수가	방문시간당 정액제: 방문시간당 수가

(3) 환자 분류군별 수가

    ① 환자를 중증도에 따른 간호요구량에 따라 동질적인 몇 그룹으로 분류한 후 자원소모량을 측정하여 각 분류군 별로 각각 다르게 수가를 산정하는 방법

    ② 적용: 노인장기요양보험의 시설수가(일당수가＋ 노인의 중증도를 고려한 등급별 수가)

(4) 행위별 수가

    ① 간호 개별행위 각각에 수가를 산정하여 환자가 간호서비스를 많이 이용할수록 간호수가가 많이 부가되게 하는 방법 (IM/IV, 관장, 유치도뇨, 비강영양, 기관 내 흡인, 침상목욕 등)

    ② 적용: 병원간호수가에서 일당수가, 방문간호서비스에서 방문당 수가와 함께 병행

(5) 간호 · 간병통합서비스 수가제(「의료법」 제4조의 2, 2016. 8. 30. 시행)

    ① 입원환자를 대상으로 보호자 등이 상주하지 않고 간호사, 간호조무사, 간병지원인력에 의해 포괄적으로 제공되는 입원서비스

    ② 병원급 의료기관은 간호 간병 통합서비스를 제공할 수 있도록 노력해야 함

    ③ 공공보건의료기관 중 보건복지부령으로 정하는 병원급 의료기관은 간호 · 간병통합서비스를 제공해야 함

    ④ 간호간병통합서비스는 병동단위, 팀간호체계로 제공

    ⑤ 제공인력: 간호사, 간호조무사, 간병지원인력(병동지원인력, 재활지원인력)으로 구성

    ⑥ 간호간병통합서비스 병동 입원료＝④＿＿＿＿＿료＋⑤＿＿＿＿＿료

④＿＿＿＿료	의학관리료＋병원관리료＋⑥＿＿＿＿＿
⑤＿＿＿＿료	간호간병료＋⑥＿＿＿＿＿

① 방문당 ② 가정간호 ③ 노인장기요양보험 방문간호 ④ 입원관리 ⑤ 간호간병 ⑥ 정책가산

Part 03 조직

Chapter 1 조직의 이해

1. 조직

- 조직화 과정에 의해 형성되는 결과
- 일정한 환경 아래 특정한 목표를 추구하고 이의 달성을 위해 일정한 구조를 지닌 사회적 단위

2. 조직의 기능

- 기능과 책임의 분배를 통해 목표에 달성하도록 하기 위한 직원의 배정
- 즉, 누가 무엇을 담당할 것인가 하는 구체적인 문제를 해결하려는 기능

Chapter 2 조직화의 원리

1. 계층제의 원리

(1) 조직 구성원들을 권한, 책임, 의무의 정도에 따라 직무를 등급화함으로써 명령계통과 지휘 감독체계를 확립하는 것

(2) 계층제의 기능

기능	역기능
• ①_____, ②_____의 경로 • 권한 및 책임의 위임경로 • 조직의 내부통제의 경로 • 지휘와 감독을 통한 조직질서 유지 • 조직 내의 갈등, 분쟁 시 해결 조정 • ③_____의 유인	• 조직의 ④_____로 개인의 창의력 및 자율성 저하 • 의사소통의 왜곡, 누락, 편중 초래 • 환경변화에 신축성 있는 대응이 어려움 • 환경에 신축적 대응이 어려워 조직의 비효율적 관리 • 조직 구성원의 ⑤_____로 조직에 대한 소속감 결여와 박탈감, 이탈 초래

■ ① 명령 ② 의사소통 ③ 승진 ④ 경직화 ⑤ 비인간화

2. 명령통일의 원리(명령일원화의 원리)

(1) 조직의 각 구성원은 한 명의 상관으로부터만 명령과 지시를 받고, 보고해야 한다는 원리

(2) 장·단점

장점	단점
• ①_____가 명백함 • 조직의 장이 조직을 전체적으로 조정 가능 • 상급자와 하급자 사이에 명령과 보고의 대상이 명백 • 조직의 의사소통의 ②_____ 최소화	• 의사소통 시 하급자의 과중한 심리적 부담 야기 • ③_____의 영향력 감소로 시행착오 및 업무지연 발생 • 계층적 권위가 과도하게 노출 • 환경변화에 신속하고 융통성 있는 적응이 어려움

3. 통솔범위의 원리(관리한계의 원칙)

(1) 한 사람의 통솔자가 효과적으로 지도·감독할 수 있는 부하직원의 수는 한 사람이 효과적으로 지도·감독할 수 있는 범위를 벗어나서는 안 된다는 원리

(2) 통솔범위에 영향을 주는 요인
   ① 통솔자의 능력과 시간
   ② 부하직원의 자질 및 의식구조
   ③ 막료의 지원능력
   ④ 감독할 업무의 성질
   ⑤ 작업장소의 지리적 분산정도
   ⑥ 직무의 명백성
   ⑦ 통솔자의 심리상태
   ⑧ 조직의 기획과 통제정도: 조직방침의 명확성, 객관적 표준 이용가능성

(3) 통솔범위와 계층 수는 ④_____ 함

■ ① 책임소재 ② 혼란 ③ 기능적 전문가 ④ 반비례

구분	평면구조	고층구조
계층수	적음	많음
관리폭	넓음	좁음
통제방식	분권화	집권화
의사소통 고리	단순함(상향적)	길어짐(하향적)
인간관	Y이론	X이론
관리	자율적(자기통제)	①___적(②___통제)
장점	개인성장 촉진	③___유지, ④___한 업무처리
단점	의사소통 조정의 어려움	조직의 ⑤___화

4. 분업 및 전문화의 원리

(1) 조직의 규모가 확대될수록 업무의 내용과 성질이 복잡해지므로 조직의 합리성을 높이기 위해서는 조직의 업무를 종류와 내용별로 나누어 분담시키는 분업 또는 전문화가 필요

(2) 장·단점

장점	단점
• 업무의 ⑥___화, ⑦___화가 가능 • 효과적, 능률적 업무 가능 • 최선의 업무수행방법 발견 가능	• 분업은 단조로운 업무의 반복이므로 개인의 흥미와 창의력 상실로 능력개발 저해 • 지나친 분업은 조직 각 단위간의 통합, 조정을 어렵게 함 • 전체적으로 업무의 중복 초래와 이로 인한 재정적 낭비 및 책임 회피 초래 • ⑧___화 초래

■ ① 통제 ② 지시 ③ 질서 ④ 일사분란 ⑤ 경직 ⑥ 단순 ⑦ 기계 ⑧ 비인간

5. 조정의 원리(목표통일의 원리)

(1) 공동목적을 달성하기 위해 조직 구성원들의 행동을 ① _____ 시키고 ② _____의 노력을 ③ _____ 있게 배열함으로써 조직의 존속과 효율화를 도모하는 것

(2) 분업과 전문화가 매우 심한 조직은 각 하부 시스템 간의 시너지 효과가 극대화되도록 이들을 효과적으로 통합, 조정하는 것이 필요

(3) 조정의 방법

  ① 명령계통의 ④ _____

  ② 조직목표 설정 및 달성계획 수립

  ③ ⑤ _____과 ⑥ _____ 마련: 평소 일상적인 업무의 조정과 통합 실시

  ④ 계층제에 대한 권한과 책임의 명확화

  ⑤ 조직 수평부서 간의 구조적, 기능적 통합 실시

▌① 통일 ② 집단 ③ 질서 ④ 단일화 ⑤ 규정 ⑥ 절차

1. 권력과 권한

(1) 권력(power)

상호작용하는 사회적 관계에서 행위자가 저항을 물리치고 자신의 의사를 관철시킬 수 있는 가능성을 가진 힘

(2) 권한(authority)

조직에서 인정하는 합법적 권력으로, 직무를 수행할 수 있게 하는 자유재량권

(3) 권력의 종류

①_____적 권력(＝권한)	권력수용자가 권력자의 권력행사를 인정하고, 이에 추종해야 할 의무가 있다고 생각하는 것을 바탕으로 하는 권력
보상적 권력	권력 행사자가 다른 사람에게 보상을 제공할 수 있는 능력에 기인하는 권력 (금전보상, 포상, 업무공간 확보, 업무수행 인정)
②_____적 권력	해고 및 징계 등과 같은 벌을 줄 수 있는 능력에 기인하는 능력
③_____적 권력	특별한 자질을 가지고 있거나 다른 사람들이 권력 행사자를 닮으려고 할 때 생기는 권력 (높은 도덕성, 가치관, 품성에 기인)
④_____적 권력	특정 분야나 상황에 대한 높은 전문적 지식/기술/정보를 가질 때 생기는 능력
정보적 권력	유용하거나 희소가치가 있는 정보를 소유하거나 쉽게 접근할 수 있다고 생각하는 것에 기인하는 능력
⑤_____적 권력	영향력이 있거나 중요하다고 판단되는 인물과 연결될 수 있다고 생각하는 것에 기인하는 권력

■ ① 합법 ② 강압 ③ 준거 ④ 전문 ⑤ 연결

2. 권한의 위임

(1) 정의

하위자에게 수행할 과업을 할당하고 그러한 과업수행활동을 책임지고 할 수 있도록 하는 데 필요한 재량권을 부여하는 과정

(2) 장·단점

장점	단점
• 관리자의 ①_____을 경감하여 전체 업무를 감독할 수 있는 ②_____를 가짐 • 관리자가 보다 ③_____적인 업무에 매진할 수 있게 함 • 부하직원의 경험과 잠재력을 키울 기회 제공 • 상·하위계층의 모든 사람들이 자신의 ④_____을 살림	• 권한의 분산으로 각 부서별 이기주의 팽배 가능 • 조직구조의 분산으로 조직 전체의 ⑤_____ 증가

(3) 권한위임의 정도

높아지는 경우	낮아지는 경우
• 조직의 ⑥_____가 클수록 • 전문적인 지식과 견해가 필요한 것일수록 • 하급자의 능력을 인정하고 신뢰할수록 • 하급자의 능력, 기술, 동기부여 등 자질이 좋을수록 • 지역이 분산되어 있을수록 • ⑦_____ 기술이 발달할수록	• 비용이 많이 드는 사안일수록 • 사안이 중요할수록 • 하급자의 능력이 부족할수록 • 관리자의 불안이 높을수록 • 하급자의 불안이 높을수록 • 하급자의 적절한 보상이 결여될수록

※ 위임 시 고려사항: 조직의 규모, 조직문화, 사안의 중요성, 과업의 복잡성, 부하의 능력

(4) 권한위임의 원칙

① 피위임자가 달성할 수 있는 정도의 권한을 위임해야 하고 ⑧_____과 ⑨_____은 균등해야 함

② 위임되는 권한의 내용을 명백히 해야 함

③ 상위에서 하위계층으로 내려감

④ 위임하는 사람의 적정 통솔범위 내에서 권한을 위임

⑤ 부하의 능력수준을 고려

⑥ 권한이 위임되었다 해서 책임까지 위임되는 것은 아님(⑩_____의 원칙)

---

① 부담 ② 여유 ③ 고차원 ④ 전문성 ⑤ 비용 ⑥ 규모 ⑦ 통제 ⑧ 권한 ⑨ 책임 ⑩ 책임 절대성

1. 조직구조의 구성요인

①	조직 내에 존재하는 분화의 정도 (수평적 분화, 수직적 분화, 지역적 분산)
②	조직 내 업무의 표준화 정도로, 조직의 규칙과 절차에 의존하는 정도
③	자유재량적 선택을 할 수 있는 공식적 권한의 분산 정도

(1) 집권화/분권화의 영향 요인

① 조직의 규모

　㉠ 규모가 커질수록 ④　　화 정도가 높아짐

　㉡ 조직 규모가 작으면 ⑤　　화가 능률적임

② 조직의 환경

　㉠ 조직 환경이 급변하고 동태적일수록 ④　　화가 요구됨

　㉡ 그 지역의 특수성을 고려해야 할 때일수록 분권화가 요구됨

③ 비용

비용이 많이 들수록 통제를 위해 ⑤　　화 경향이 커짐

④ 관리자의 능력

　㉠ 관리자의 주도적 능력이 많으면 ⑤　　화경향이 커짐

　㉡ 하부관리자가 유능할수록 ④　　화 경향이 커짐

⑤ 조직의 방침

통일성을 중시할수록 ⑤　　화 경향이 커짐

■ ① 복잡성　② 공식화　③ 집권화　④ 분권　⑤ 집권

(2) 집권화/분권화의 장단점

구분	집권화	분권화
장점	• ①_____성 촉진 • 경비 절약 • ②_____에 신속히 대처 • 중복과 혼란을 피함 • ③_____한 업무대처	• 대규모 조직에 효용이 큼 • 신속한 업무의 처리 • 참여의식 권장/자발적 협조 유도 • 조직 내 의사전달 개선 • 조직실정에 맞는 업무처리가능 • ④_____를 촉진
단점	• 조직의 관료주의화 및 권위주의적 성향 초래 • 행정의 실효성에서 일탈하기 쉬움 • 창의성, 자주성, 혁신성 결여 • 조직의 탄력성 잃기 쉬움 • 전문화가 어려움	• 중앙의 지휘, 감독이 약화 • 업무의 ⑤_____ 초래 • 협동심이 감소 • ⑥_____이 어려움

2. 기계적 조직과 유기적 조직

구분	기계적 조직	유기적 조직
개념	• 조직을 환경과 상호작용하지 않는 폐쇄단 위로 봄	• 조직을 환경과 상호작용하는 개방적 단위 로 봄
구성 요소	• 구조 복잡 • ⑦_____와 ⑧_____가 높음	• 구조 단순 • ⑦_____와 ⑧_____가 낮음
조직 특성	• 관리자 통솔범위가 적고, 명령계통 일원화 • 수직적 위계질서에 의해 관리자에게 권한 부여 (고층구조) • 규칙을 많이 만들고, 일에 대한 표준화를 통해 업무를 수행	• 수직적 위계가 적고, 수평적으로 의사결정 의 권한을 부여 (저층구조) • 규칙이 적고, 일을 표준화하지 않음
장점	• 예측가능성, 효율성, 합리성을 높임	• 환경변화에 대한 적응력을 높임
적용 상황	• ⑨_____ 환경에서 적합 • 명확한 조직목표와 과제 • 성과측정이 가능 • 분업적이고 단순한 업무	• ⑩_____ 환경에서 적합 • 모호한 조직목표와 과제 • 성과측정이 어려움 • 비분업적이고 복잡한 업무

① 통일 ② 위기 ③ 일사분란 ④ 전문화 ⑤ 중복 ⑥ 조정 ⑦ 공식화 ⑧ 집권화 ⑨ 안정된 ⑩ 동태적

3. 조직구조의 유형

(1) 라인 조직(line organization): 계선 조직

관리자와 부하간의 수직적 관계를 보여주는 조직

장점	단점
• 권한과 책임의 소재와 한계가 분명함 • 의사결정이 신속함 • 관리자는 부하에게 강력한 통솔력 발휘 • 조직운영이 효율적임	• 업무가 의사결정자의 ①_____으로 처리될 수 있음 • 라인조직 밖의 전문적인 지식이나 기술이 활용되기 어려움 • 조직의 ②_____화로 환경변화에 민감하게 적응하기 어려움

(2) 라인-스탭 조직(line & staff organization): 계선막료 조직

장점	단점
• 라인조직 밖의 전문적인 지식과 경험 활용 가능 • 의사결정자의 ③_____을 막음으로써 조직이 의사결정을 합리적으로 할 수 있음 • 조직에 신축성을 기할 수 있음 • 조직활동 조정이 용이	• 라인과 스탭 간에 ④_____이나 ⑤_____이 생길 수 있음 • 라인과 스탭 간 ⑥_____과 ⑦_____의 소재, 한계가 불분명할 수 있음 • 조직 내 의사소통이 ⑧_____에 빠질 수 있음 • 행정 지연이나 ⑨_____가 증가될 수 있음

(3) 직능조직(fuctional organization)

업무를 비슷한 유형별로 통합시켜 조직을 부문화한 조직 - 기능단위별로 편성

장점	단점
• 자원의 효율적 이용 • 같은 업무의 반복으로 기술적 발전 및 기능적 숙련도 발전이 가능 • ⑩_____식 의사결정으로 조직의 ⑪_____ 유지가 가능 • 기능 간 조정력이 강화	• 기능 초월 시 조정력 약화 • 의사결정시 중앙집권화로 시간소모 • 환경변화에 효율적 대처가 어려움 • 다기능 업무수행 시 책임소재 불분명

■ ① 독단 ② 경직 ③ 독단 ④ 갈등 ⑤ 알력 ⑥ 권한 ⑦ 책임 ⑧ 혼란 ⑨ 지출경비 ⑩ 중앙집권 ⑪ 통합성

(4) 프로젝트 조직

특정 과제, 목표를 달성하기 위해 만든 ① 적·② 적인 조직 - 과제 중심적 성격

장점	단점
• 인적 물적 자원의 ③ 적 운영이 가능 • 조직목적이 분명하고 구성원 각자의 정체성이 확인 • ④ 성이 있어 업무를 신속, 정확, 효과적 수행가능 • 조직의 환경변화에 민감하여 기술개발, 신규 사업, 경영혁신 등에 적용 가능	• ⑤ 적, 한정적 혼성조직으로 ⑥ 의 관리능력에 의해 크게 좌우됨 • 모조직에 대한 ⑦ 과 ⑧ 약화 • 한시적 조직이므로 추진하는 업무에 일관성을 유지하기 어려움

(5) 매트릭스 조직

① 조직의 기능구조와 생산구조가 섞인 형태 - ⑨ 조직이 ⑩ 조직에 통합
② 한 구성원이 세로로는 계층적인 기능적 업무에 묶이고, 가로로는 프로젝트인 생산이나 서비스 측면의 업무로 묶이는 형태

장점	단점
• 조직의 기능적, 생산적 관리 모두 가능 • 조직의 자원이용이 효율적 • 조직의 환경변화에 잘 대처 • 조직의 관리기술을 발전	• ⑪ 권한으로 구성원에게 좌절과 혼란 가중이 가능 • 관리자의 권한 - 라인 간의 마찰이 생길 수 있고 이들 간의 권한 균형을 이루기가 힘듦 • 관리자 간의 권한 문제해결에 시간이 필요하며 이에 따라 ⑫ 이 증가 • 관리자 간의 ⑬ 기술을 높이기 위한 특수훈련이 필요할 수도 있음

① 임시 ② 동태 ③ 탄력 ④ 기동 ⑤ 일시 ⑥ 관리자 ⑦ 명령통일성 ⑧ 충성심 ⑨ 프로젝트 ⑩ 라인
⑪ 이중 ⑫ 관리비용 ⑬ 인간관계

(6) 위원회 조직

① 법제상 ①_____결정에 ②_____가 참여하는 것 - 합의가 단독결정보다 유리하다는 신념에 의함

② 의사결정에 의해 영향 받는 사람들이 그 의사결정에 참여할 수 있을 때 의미가 있음

③ 기능: 업무조정, 정보의 수집 및 분석, 충고, 경우에 따라 의사결정 책임

장점	단점
• 집단적 결정으로 ③_____적 결정 가능	• 일이 지연되고 책임전가가 쉬움
• 많은 사람의 지지와 만족감 얻어냄	• 시간, 에너지, 재정의 낭비가 많음
• 집행 시 안정성과 지속성 부여	• 조직 전체의 통합성 유지가 안 되는 경우 있음
• 각 부서나 집단 간에 조정을 촉진	• 의사결정이 ④_____안이 될 가능성이 있음
• 조직에 충성도를 높임	• 부하에 대한 ⑤_____력이나 ⑥_____력이 감소

Plus ▼ 조직구조 유형별 효과적인 적용

조직유형	효과적인 적용
라인조직	• ⑦_____규모 조직에 적합 • 경험 있는 숙련된 관리가 없는 경우에 최선책임
직능조직	• 조직이 안정되고 확실한 환경일 때 • 조직이 ⑧_____ · _____규모일 때 • 조직에서 사용하는 기술이 관례적이며, 기능간 상호의존성이 낮을 때 • 조직이 기계적 효율성과 기술적 질을 중요시할 때
매트릭스조직	• 조직 환경이 매우 불확실할 때 • 조직의 규모가 ⑨_____ · _____규모일 때 • 조직에서 비관례적 기술이 필요하거나, 부서간 상호의존성이 높을 때 • 생산과 기능 모두 전문화가 필요할 때
프로젝트조직	• 과업의 성공여부가 조직에 결정적으로 영향을 미치는 중요한 과업인 경우 • 특정 과업이 구체적인 ⑩_____적 제약과 ⑪_____기준을 가진 경우 • 특정 과업이 예전의 과업과 비교하여 ⑫_____하고 ⑬_____한 경우 • 특정 과업이 상호의존적인 기능을 필요로 할 경우
위원회조직	• 의사결정 시 폭넓은 경험과 소양이 요구될 경우 • 의사결정에 의해 영향받는 사람이 그 의사결정에 참여할 수 있을 때 • 보다 광범위한 업무분담이 바람직할 때 • 어느 한 개인이 조직을 이끌어갈 수 없는 ⑭_____기 때

① 정책 ② 복수 ③ 합리 ④ 타협 ⑤ 감독 ⑥ 통솔 ⑦ 소 ⑧ 중·소 ⑨ 중·대 ⑩ 시간 ⑪ 성과 ⑫ 독특
⑬ 생소 ⑭ 변환

(7) 미래사회의 창조적 조직

조직유형	축	특성
프로세스 조직	①_____지향성	• 고객요구 대응성을 중시, 고객군 별로 조직의 차별화 • 업무 프로세스와 조직의 시스템을 근본적으로 재설계
팀 조직	②_____지향성	• 개인의 자율성과 창의성을 존중하고 단위부문의 독립과 자율성을 확보해야 함
학습 조직	학습지향성	• 지식을 창출, 획득, 보급하는 데 익숙한 조직 • 새로운 지식과 통찰력을 반영하여 행동을 수정하는 능력을 갖춘 조직
네트워크 조직	③_____지향성	• 부서 간 및 외부조직 간의 신뢰성 관계를 가지며 전략적 제휴를 확대

Plus ▼ 전통적 조직과 팀 조직의 비교

요소	전통적 조직	팀조직
조직구조	계층적/개인	수평적/팀
직무설계	단일업무	전체업무, 다수업무
목표	상부에서 주어짐	스스로 찾아냄
리더	강하고 명백한 지도자	리더십 역할 공유
지시, 전달	상명하복, 지시	상호충고, 전달, 토론
정보흐름	폐쇄, 독점	개방, 공유
보상	개인주의, 연공주의	팀, 능력주의
책임	개인책임	공동책임
평가	상부조직에 대한 기여도	팀이 의도한 목표달성도
업무통제	관리자가 계획, 통제, 개선	팀 전체가 계획, 통제, 개선

▎① 고객 ② 팀워크 ③ 공생

1. 조직문화

(1) 조직문화의 개념

조직 구성원 모두가 함께 공유하는 가치와 신념, 규범과 전통, 지식과 이념, 습관과 기술 등을 포괄하는 종합적, 총체적인 것

(2) 구성요소: 파스케일과 피터스의 7's(Pascale & Athos와 Peters & Waterman)

① _____ ( )	조직의 장기목적과 계획, 이를 달성하기 위한 방향과 자원분배 패턴
② _____ ( )	구성원 모두 공동으로 지닌 가치관으로 이념, 가치, 기본목적
구조 (Structure)	조직의 전략 수행에 필요한 틀(조직구조, 직무설계, 권한관계, 방침)
구성원 (Staff)	인력구성, 구성원의 능력/전문성/가치관/신념/욕구/동기/지각/태도/행동패턴
③ _____ (.)	구성원을 이끌어가는 전반적인 조직관리 스타일 (참여적, 민주적, 지시적 등)
④ _____ ( )	의사소통/의사결정/관리정보/목표설정/조정/통제 시스템
기술(Skill)	하드웨어(기계, 컴퓨터), 소프트웨어, 관리기술(동기부여, 목표관리)

(3) 조직문화의 특성

① 조직문화는 ⑤_____되는 것이며 새로운 구성원들에게 전달된다.

② 조직문화는 ⑥_____되며, 초개인적 특성을 지닌다.

③ 조직문화는 공유된 가치관과 관련이 있으며, 비가시적이고 핵심적인 가치관에 기초한 의례, 의식 및 상징물 등과 같은 유형적인 방법으로 표현된다.

④ 모든 조직은 조직문화를 가지고 있으며 각 조직문화는 고유하다.(공통성과 차별성 지님)

⑤ 문화는 항상 변한다. 그러나 비교적 안정적, 계속적, ⑦_____저항적이며, ⑧_____히 변화한다.

⑥ 조직문화는 스스로 통합성을 유지한다.

① 전략(Strategy) ② 공유 가치(Shared value) ③ 리더십 스타일(Style, 관리스타일) ④ 관리 시스템(System)
⑤ 학습 ⑥ 공유 ⑦ 변화 ⑧ 서서

(4) 조직문화의 중요성

① 조직 구성원에게 행위기준 및 행동방향 설정

② 조직 구성원에게 정체의식을 심어주어 결합시킴

③ 대아(great ego)를 갖게 함

④ 조직의 안정성을 높임

⑤ 바람직한 기업문화 창조와 조직의 유효성을 높임

⑥ 조직의 철학 성립 및 직무와 함께 인간의 중요성을 심어줌

⑦ 구성원의 가치체계 형성 및 변화에 영향을 미침

⑧ 구성원 간 조화와 단합을 도모하여 집단적 몰입 가져옴

⑩ 구성원의 환경적응력 강화

2. 조직변화

(1) 조직변화의 과정(Lewin)

①	• 변화추진력과 저항력 사이에 균형이 깨어져 변화의 동기부여 • 변화의 필요성과 문제를 ② 하고 문제해결을 통해 변화하려는 ③ 를 갖는 단계
변화기 (움직임기)	• 변화의 필요성과 문제를 확인하고, 변화를 위한 구체적인 대안을 탐색 선정하고, 목적과 목표를 정의하고, 어떻게 목표를 달성할 것인지 결정하고, 선택된 대안을 실천하여 변화하는 단계 • 동일시(모델링)과 내면화에 의해 이루어짐
④	• 변화가 바람직한 상태로 ⑤ 하여, 개인의 인격에 통합, 정착, 지속하는 단계 • 다시 원위치로 돌아가려는 속성이 있으므로, 지속적인 주시와 보상으로 안정화

▌① 해빙기 ② 인식 ③ 동기 ④ 재결빙기 ⑤ 정착

(2) 조직변화의 유형(Bennis)

유형	개념
①_____적 변화	권력자와 피권력자 간의 공동목표 설정, 대등한 입장, 충분한 숙고에 의해 일어나는 변화
강압적 변화	권력분배의 불균형으로 한쪽의 일방적인 목표설정에 의해 일어나는 변화
②_____식 변화	권력자, 피권력자가 함께 목표를 설정하여 일어나는 변화이지만 피권력자가 권력자의 신념을 주입받은 불균형한 상태에서 이루어지는 변화
상호작용적 변화	권력자, 피권력자가 상호 대등한 입장에서 목표를 수립하지만 충분한 숙고 뒤에 일어나는 변화라기보다는 무의식중에 다른 사람의 의견을 쫓아서 일어나는 변화
경쟁적 변화	각 조직 부서간의 권력에 대한 동일시와 경쟁에 의해 촉진되는 변화
③_____적 변화	사고나 환경변화 등의 변화에 의해서 이루어지는 변화로 목표의 설정 없이 일어나는 변화
④_____화 변화	개인이나 집단이 그가 속한 사회 혹은 집단의 요구에 의해서 일어나는 변화로 이때 권력자의 생각이 반영되면 주입식 변화가 됨
기술관료적 변화	자료 수집, 해석을 통해 일어나는 변화로, 자료분석의 결과를 보고 변화

(3) 계획된 조직변화의 모형

⑤_____적 접근	• 권력배분, 명령연쇄 변경, 공식화 정도, 부서 추가/축소, 보상배분 • 조직 신설/폐지/축소/확대/통폐합, 기능/권한/책임범위 재조정, 통솔범위 재조정, 의사소통 개선, 분권화 추진, 절차의 명시 및 세분화
기술적 접근	• 행정전산망(컴퓨터 활용) 등 장비/수단 개선, 기술/과학지식의 사용 • 업무수행절차/처리기술 합리화, 직무활동 재배치, 고객중심적 업무처리
⑥_____적 접근	• 구성원의 행동변화를 통해 조직을 혁신 • 구성원의 행태, 즉 가치관/의식/태도 등을 변화
과정적 접근	• 의사소통 패턴, 의사결정 과정 등 조직과정 변화
과업적 접근	• 업무의 종류와 성질 등 업무중심적 개혁 • 직무충실 및 다양화, 조직영역 조정, 서비스의 다양화/변경/폐지

■ ① 계획 ② 주입 ③ 자연 ④ 사회 ⑤ 구조 ⑥ 인간

(4) 계획된 조직변화를 위한 전략

유형	개념
①_____적 전략	• 사람들은 합리적인 사고에 의해 자신에게 유리한 쪽으로 행동한다는 가정 • 변화로 인한 개인/기관의 이득을 구체적으로 보여주어야 함
②_____적 전략	• 사람들은 사회문화적 규범에 따라 행동한다는 가정에 근거하여 변화 유도 • 실무교육과 변화촉진자와의 인간관계가 중요 수단
권력-강제적 전략	• 권력이 더 많은 사람의 지식과 계획에 대하여 권력이 그 보다 적은 사람이 순응하게 된다는 가정에 근거 • 파업, 노사협상, 행정적 의사결정, 규칙 제정 등이 해당함
③_____적 전략	• 모든 구성원들을 동등하게 대해주고 서로 알도록 해주어 집단을 결속시켜 변화를 유도 • 높은 사회적 요구와 자존심을 필요로 하는 사람들의 변화 유도에 효과적
④_____적 전략	• 공식적 비공식적 권력구조를 확인하여 변화를 유도하는 전략 • 정책결정과 실행에 영향력이 있는 사람의 권력을 이용하여 변화를 유도
경제적 전략	• 물품, 자원, 자본, 금전적 보수 등 경제적 요소를 활용하여 변화 시도
학문적 전략	• 지식 등 학문적 요소를 일차적인 영향요소가 되도록 하여 변화를 유도 • 효과적인 간호방법 도입을 위해 연구결과나 이론을 이용
⑤_____적 전략	• 환경 내의 개인을 변화시키기 위해 환경을 변화시켜야 한다는 전략 • 병동구조 변경

① 경험 합리 ② 규범 재교육 ③ 동지 ④ 정책 ⑤ 공학기술

(5) 조직변화 저항의 관리방법

관리방법	사용되는 일반적인 상황
①____+②____	변화 대상자가 부족하거나 부정확한 정보와 분석 결과를 갖고 있을 때
③____+개입	변화담당자가 변화를 설계하는 데 필요한 모든 정보를 갖고 있지 못하고, 변화 대상자가 저항할 상당한 힘을 가지고 있을 때
촉진+지원	변화에 의한 조정문제 때문에 구성원들이 저항할 때
협상+동의	변화에 저항할 상당한 힘을 가진 몇몇 구성원 혹은 집단이 변화를 거부할 때
조작+공동작업	다른 방법은 사용하기 어렵거나 많은 비용이 소요될 때
④____	변화속도가 중요하고 변화 담당자가 상당한 힘을 가지고 있을 때

3. 조직개발(OD)

보다 장기적이고 포괄적인 변화로서, 전체 조직의 기능과 성과를 향상시키고 조직구성원의 만족도를 높이는 방법 (인간 잠재력을 최대한 개발하여 조직의 유효성 증진하는 데 초점)

개인주의	카운슬링, 직무충실화, 교류분석, 긴장이완훈련
집단수준	팀 구축법, 집단 브레인스토밍, 감수성 훈련
조직수준	관리격자법, 목표에 의한 관리제도, 근로생활의 질 프로그램

4. 조직 유효성 – 리커트의 조직유효성 결정요인

인과변수	매개변수	산출변수
조직 내 발전과정과 결과에 영향을 미치는 요인	인간자원에 영향을 미치는 조직의 내적 상태	조직의 업적을 나타내는 변수
리더십 전략, 기술 및 스타일, 조직의 목표, 정책 및 구조, 기술 등	목표 추종, 동기부여 및 사기, 리더십의 숙련성, 의사소통, 갈등해소, 의사결정	산출물, 비용, 판매, 수입, 조직몰입, 노사관계, 직무만족

■ ① 교육 ② 의사소통 ③ 참여 ④ 강압

조직이 추구하려는 목적을 효과적, 효율적으로 달성하기 위해 조직을 생산적으로 구성하고 조직의 직위나 업무내용을 적당하게 배분하고 지속적으로 분석, 평가해서 좀 더 바람직한 방향으로 조직을 재설계 해나가는 것 (직무설계, 직무분석, 직무평가)

1. 직무설계

(1) 개념

① 직무내용, 직무방법, 조직 내 요구와 사회적 요구, 직원 개개인의 요구간의 관계를 구체화시킨 것

② 직무내용이 개인의 능력, 희망과 일치하도록 작업, 작업환경, 노동조건을 조직화하는 것

(2) 직무설계 방법

직무 단순화	한 사람이 담당할 과업 수를 줄여 직무를 단순화시키는 것(분업 전문화로 이해)
직무 ①	직무의 단조로움을 줄이고 새로운 지식과 기술을 배울 수 있는 기회를 부여하기 위하여 직무를 바꾸어 줌
직무 ②	여러 과업을 묶어서 하나의 새롭고 넓은 직무로 결합하는 것
직무 ③	• 허츠버그의 이요인론에 기초하여 직무가 동기요인을 충족하도록 재설계한 것 • 직원들이 수행하는 과업의 수와 빈도를 변화시킴으로써 직무수행 과정에서 성취감, 인정감, 고차원의 동기요인들이 발휘되도록 직무 설계 • 직무수행자 스스로 직무를 ④ , ⑤ 하도록 위임하는 기법 • 직무내용의 다양화, 자율성과 책임부여, 개인적 ⑥ , 일 자체에서 의미있는 경험을 할 수 있는 기회 제공

■ ① 순환 ② 확대 ③ 충실화 ④ 계획 ⑤ 통제 ⑥ 성장

직무 특성모형	• ① 차이를 고려하여, 개인에게 필요한 동기부여방법과 이러한 결과를 어떤 방법으로 측정하여 평가할 것인지 살펴봄으로써 동기부여를 고려하여 직무를 설계하는 것(직무충실화에 기초)

핵심직무특성	중요 심리상태	개인 및 직무수행 성과
기술의 ② 과업의 ③ 과업의 ④	과업에 대한 의미감	동기부여 직무만족도 증가 자아실현
⑤	업무결과에 대한 책임	직무성과의 질 향상
피드백	업무결과에 대한 인식	이직 및 결근 감소

↖ 직원의 ⑥   강도 ↗

2. 직무분석

(1) 개념

직무내용이 무엇인지 알아내고, 그 직무에 어떤 사람이 채용되어야 하는지 알아내는 절차

직무 ⑦ 서	직무명, 직무위치, 직무개요, 임무, 책임, 기구/장비, 물품/서식, 감독, 근무조건, 위험
직무 ⑧ 서	교육, 경험, 훈련, 신체적 노력/기술, 정신적 요구, 정서적 특성, 의사소통 능력, 판단력

(2) 직무분석의 목적

① 조직의 합리화를 위한 기초 작업으로, 권한과 책임의 한계를 명확히 함

② 인적자원관리의 기초자료로 활용

    ㉠ 신규직원의 모집, 채용, 배치, 전근

    ㉡ 오리엔테이션, 직원개발프로그램

    ㉢ 근무성적 평정, 승진

    ㉣ 임금결정의 기초자료를 제공

■ ① 개인 간 ② 다양성 ③ 독자성 ④ 중요성 ⑤ 자율성 ⑥ 성장 욕구 ⑦ 기술 ⑧ 명세

(3) 직무분석 방법

방법	내용	장단점
①_____법	• 분석자가 직무수행을 직접 관찰 기록 • 관찰자가 풍부한 경험과 통찰력이 있을 때 유용	• 비교적 정확하고 객관적인 정보수집 • 많은 시간과 비용이 듦 • 정신적 활동은 관찰 불가능 • 작업방해 가능, 관찰자의 왜곡가능
②_____법	• 분석자가 직무수행자에게 면접을 실시하여 직무에 대한 정보 획득 • 면접 기술이 필요	• 가장 많이 활용, 많은 시간과 비용이 듦 • 정보제공 기피 발생 우려
설문지법	• 설문지를 배포하여 응답하게 함 • 조사대상 폭이 넓고, 빠른 정보 수집 가능 • 관찰법으로 얻기 힘든 자료 수집 가능	• 조사대상이 폭넓고, 면담보다 자료 수집에 비용이 적게 소모 • 많은 사람에게서 직무정보를 빠르게 획득: 시간소모가 적고, 가장 간단한 방법 • 질문지 개발과 테스트에 비용이 많이 들고 시간이 많이 소요됨 • 응답자의 잘못된 응답 등으로 객관적 조사의 어려움이 따름
③_____방법	• 중요사건의 성과와 관련하여 효과적인 행동과 비효과적인 행동을 구분하여, 직무성과에 효과적인 행동 패턴을 추출	• 많은 시간과 노력 소요 • 일상적 내용 누락 가능
④_____방법	• 전체 작업과정 동안, 무작위 간격으로 관찰하여 직무행동 정보를 얻음	• 면접/토의에 의해 보완되어야 함 • 직무성과가 외형적일 때 잘 적용
⑤_____법	• 직무수행자의 작업일지나 메모사항으로 해당 직무에 대한 정보를 수집	• 관찰 어려운 직무분석에 많이 활용

■ ① 관찰 ② 면접 ③ 중요사건 ④ 작업표본 ⑤ 작업기록

3. 직무평가

(1) 개념

직무의 난이도, 책임, 복잡성, 업무시간, 요구되는 학력, 능력, 경험, 노력을 타 직무와 객관적으로 비교 평가하여 조직 내외의 직무 간 상대적 가치를 결정함으로서, 그 직무에 대한 공정한 지위와 급여를 산출할 수 있게 하는 것

(2) 목적

조직의 임금체계나 구조를 확립하고, 인사관리 전반의 합리화를 기하기 위함

(3) 직무평가 방법

직무평가방법	접근 방법	비교대상
①____법	질적 접근	직무 전반에 걸쳐 비교 • 각 직무를 상대적으로 숙련, 노력, 책임, 작업 조건 등의 요소 등을 종합적 판단 하에 전체적 순위를 정하는 가장 오래된 방법 • 간단하고 사용이 쉬움 • 직무판단기준을 알 수 없고, 어느 정도 차이인지는 모름
②____법	질적 접근	직무 전반에 걸쳐 비교 • 모든 직무를 같거나 유사한 것끼리 같은 등급으로 묶어서 평가 • 사전에 등급 기술서 작성이 필요: 업무내용, 책임, 교육 명시 • 서열법 보다 직무차이를 구체적으로 밝힘 • 분석자에 따라 다른 평가 결과 가능
③____법	양적 접근	구체적 직무요소를 분석적으로 비교 • 직무가 갖고 있는 평가요소별 직무 간의 서열을 정하고, 이에 따라 임금 배분표를 작성한 후 임금배분액을 결정 • 직무별 합리적 평가 가능 • 시간, 노력이 요구되어 실제 적용 어려움
④____법	양적 접근	구체적 직무요소를 분석적으로 비교 • 직무의 상대적 가치를 점수로 나타내어 평가하는 방법 • 평가요소 선정, ⑤____ 부여, 평가요소별 점수부여, 총점 산출, ⑥____단위로 표시 • 비교적 상대적 차이에 대한 신빙성 제시하여 결과 이해와 신뢰 가능 • 시간, 노력, 비용 많이 들고, 고도의 숙련된 사람만 사용 가능

■ ① 서열 ② 직무분류 ③ 요소비교 ④ 점수 ⑤ 가중치 ⑥ 화폐

1. 개념

(1) 조직목적 달성에 필요한 인적자원의 조달, 개발, 유지 및 동기부여를 위한 일련의 관리활동

(2) 인적자원관리 개념의 변화

인사관리	• 인적자원을 통제하고 감시하는 ①_____의 관점
인적자원관리	• 인적자원을 ②____ 하고 적극적으로 ③____ 하여 조직체의 경쟁력 강화를 유도할 ④____의 관점에서 접근(부가가치 창출에 기여하는 자원) • 조직의 경쟁력을 강화하는 데 있어서 인적자원의 중요성을 강조하여 적극적으로 인적자원의 확보, 개발, 활용 등 관리활동을 하는 것
전략적 인적자원관리	• 세계화와 무한 경쟁시대로 들어오면서, 효율적인 '사람관리'를 통한 핵심역량의 강화가 조직체의 경쟁력 확보에 가장 중요한 요소로 간주 • 인적자원이 경쟁우위의 원천으로 전략적 자산의 의미를 가짐 • 인적자원이 조직의 목적과 비전을 잘 반영하여 조직의 성과에 기여하도록 전반적인 전략경영과정과 잘 통합하고 연계하여 그 기능을 효율적으로 발휘하는데 중점을 두는 관리

2. 인적자원관리 과정

직무관리		⑤____ 관리		⑥____ 관리		⑦____ 관리		⑧____ 관리
• 직무설계 • 직무분석 • 직무평가	⇨	• 간호인력의 예측 및 계획 • 모집, 선발 및 배치	⇨	• 인력개발 • 경력개발 • 승진 및 전보 • 인사고과	⇨	• 보상의 개념 • 임금관리 • 복리후생과 내적보상	⇨	• 인간관계관리 • 이직관리 • 직원훈육 • 노사관계관리 • 협상

▌① 비용 ② 개발 ③ 활용 ④ 자원 ⑤ 확보 ⑥ 개발 ⑦ 보상 ⑧ 유지

간호인력의 예측 및 계획, 모집 및 선발, 인력 배치

1. 간호인력 산정에 대한 접근방법(Gillies)

(1) ① _____적 방법(descriptive method)

　① 관리자의 경험을 근거로 하여 주관적으로 간호요원의 종류와 수를 결정하는 방법

　　예 의료법의 입원환자 5명당 간호사 2명

　② 산정과정이 용이하나, 간호활동의 양이나 질에 대한 조사 없이 이루어짐으로 전문직 간호사와 비전문직 보조원 간의 배치 비율이 비합리적임

(2) ② _____적 방법(industrial engineering approach)

　① 생산성 향상을 위해 시간 · 동작 분석 등의 기술들을 이용하여 모든 간호활동을 분석하고, 각각의 활동에 소요된 간호시간을 측정하여 간호업무의 흐름을 분석하여 간호인력을 산정

　② 간호의 질적 평가 측면이 포함되지 않음

① 서술　② 산업공학

Plus ▼ 간호인력 산정의 예

(1) 간호단위 상황
- 평균 입원환자 수 45명의 병동 / 환자 1인당 제공 간호시간 3.5시간
- 간호사의 부담률(전체 간호량 중 간호사 담당 부담비율): 80%(간호보조인력 부담률 20%)
- 간호사 연간 근무일수: 230일(46주 × 5일)
- 간호사 연간 비번일수: 135일(연가 14일 + 병가 5일 + 공휴일 116일 = 19주)
- 간호사 1인당 연간 근무주수(1주 7일): 33주(= 52주 − 19주)
- 간호사 1인 주당 근무시간: 40시간

(2) 간호인력을 산정한다면?

$$연간\ 필요한\ 간호사\ 수 = \frac{(평균환자\ 수 \times 환자\ 1인에게\ 필요한\ 간호시간 \times 7일 \times 52주) \times 간호사\ 부담률}{간호사\ 1인당\ 주당\ 근무시간 \times 간호사\ 1명당\ 연간\ 근무주수}$$

- 연간 전 환자에 대해 필요한 간호시간 = 45(명) × 3.5(시간) × 7(일) × 52(주) = 57,330시간
- 연간 간호사의 간호시간 = 57,330(시간) × 0.8 = 45,864시간
- 연간 필요한 간호단위 간호사 수 = 45,864(시간) ÷ 1,320(= 40시간 × 33주) = 34.74명

$$연간\ 필요한\ 간호사\ 수 = \frac{(45 \times 3.5시간 \times 7일 \times 52주) \times 0.8}{40시간 \times 33주} = \frac{45,864}{1,320} = 34.74명$$

- 1주간 전 환자에 대해 필요한 간호시간 = 45(명) × 3.5(시간) × 7(일) = 1,102.5시간
- 1주간 간호사의 간호시간 = 1,102.5 × 0.8 = 882시간
- 1주간 간호단위 간호사 수 = 882 ÷ 40(시간) = 22.05명
- 1일 간호단위 간호사 수 = [22.05(명) × 5(주 근무일수)] ÷ 7(주 일수) = 15.71명

(3) ① _____적 방법(management engineering approach)

① 간호부서의 행동목표를 기술하고, 환자유형에 따른 간호표준을 기술하여 표준에 따라 정해진 업무 수행 ② ____, ③ ____를 기초로 간호인력의 수를 결정하는 방법

② 간호의 질, 돌보아야 할 환자의 유형과 수, 병원의 인원이나 병상 수용능력, 운영예산과 같은 일련의 종합적인 데이터에 근거해서 인력산정을 결정

Plus ▼ 간호인력 산정방법의 예 (장현숙, 1990)

- 1일 총 간호업무량 = 1일 총 직접간호활동시간 + 1일 총 간접간호활동시간 + 1일 총 개인시간
- 적정 간호사 수(명) = 간호단위 근무 간호사 실수 × 1.3

$$= \frac{\text{간호단위 총 업무량}}{8(\text{1일 평균 근무시간})} \times 1.3$$

$$= \frac{(\text{간호단위 총 직접간호시간} + \text{간호단위 총 간접간호시간})}{8(\text{1일 평균 근무시간})} \times 1.3$$

$$= \frac{\left\{\begin{array}{c} \text{I군 환자 수} \times \text{I군 직접간호시간} \\ + \\ \text{II군 환자 수} \times \text{II군 직접간호시간} \\ + \\ \text{III군 환자 수} \times \text{III군 직접간호시간} \\ + \\ \text{IV군 환자 수} \times \text{IV군 직접간호시간} \end{array}\right\} + \left\{\begin{array}{c} \text{간호단위 총 환자 수} \\ \times \\ \text{환자 1인당 간접간호시간} \end{array}\right\}}{8(\text{1일 평균 근무시간})} \times 1.3$$

〈용어풀이〉

- **간호단위 근무 간호사 실수**: 간호단위 근무표에 비번을 감안하지 않은 간호사 실수
- **간호단위 총 환자 수**: I군 환자 수 + II군 환자 수 + III군 환자 수 + IV군 환자 수
- **정수 1.3**: 교대근무 간호사의 월 평균 근무일수 24일 기준으로 인력수요 산정 시 비번, 각종 청가, 휴가 처리 인력으로 30%를 가산한 것으로, 이 비율은 달라질 수 있다.
- **직접간호활동시간**: 환자에게 직접 제공되는 간호활동으로 영양, 위생, 운동, 측정 및 관찰, 의사소통, 투약, 처치, 배설, 흡인, 산소투여, 열요법 등 11개 간호영역의 59항목의 간호활동에 소요되는 시간을 말한다.
- **간접간호활동시간**: 환자에게 제공되는 직접간호를 준비하거나 수행하기 위해 일어나는 일련의 활동으로 기록, 확인, 물품관리, 의료팀 또는 관련부서와의 의사소통, 각종 교육 및 훈련, 식사배선 참여, 의사지시 확인 등 7개 영역의 간호활동에 소요되는 시간을 말한다.
- **개인시간**: 근무시간 내에 수행하는 직접간호활동과 간접간호활동을 제외한 시간으로 휴식시간과 식사시간을 포함한다.

■ ① 관리공학 ② 빈도 ③ 난이도

2. 간호업무량 측정

필요한 간호인력을 예측하기 위해서는 먼저 간호업무량의 예측이 필요

(1) 환자간호 요구도를 통한 간호업무량 측정(Connor, 1961)

간호업무량 = 직접간호활동시간 + 간접간호활동시간 + 개인시간(비생산적인 활동)

(2) 환자분류제도를 이용한 간호업무량 측정

각 분류군별(I, II …)로 간호시간 계측하여 간호단위 내의 입원환자의 총 간호업무량을 추정

3. 환자분류체계

환자의 간호요구의 복합도, 양에 따라 환자를 분류한 후, 환자분류군에 따라 필요한 간호시간을 산출하여 간호인력 산정의 근거로 사용

(1) 목적

① 간호인력 산정 및 배치, 병원표준화 실현에 활용

② 생산성 감지기능, 간호수가산정, 간호비용분석, 예산수립, 간호의 질 평가 등 간호행정 및 관리의 중요한 정보원천으로 사용

(2) 환자분류체계의 방법과 분류기준(Abdella & Levine, 1979)

종류	특징
①_____ 평가	전형적인 특성을 나타내는 환자를 3~4개 군으로 나누어 각 범주별로 간호요구량을 ②_____ 하게 기술함으로써 각 범주를 대표하는 환자의 특성을 평가(주관적)
③_____ 평가	직접 간호요구의 대표적 지표를 설정하여 해당 지표의 간호의존도 ④_____ 를 체크하고 그 총점으로 환자를 분류(객관적)

① 원형 ② 광범위 ③ 요인 ④ 점수

4. 모집 및 선발

(1) 모집 방법

구분	내부모집	외부모집
방법	기술목록, 인력배치표, 원내 공개모집 (정보시스템, 사보, 게시판)	현장모집, 광고, 인턴십, 특별행사모집, 추천, 인터넷
장점	• 조직원의 사기 향상과 동기유발 • 능력개발 강화 • ①_____ 절감 • 인사고과자료를 기준으로 검증된 사람을 씀으로 ②_____ 배치 가능	• 모집 범위가 넓어 유능한 인재 확보 가능 • 인력 개발 ①_____ 절감 • 새로운 정보나 지식이 제공됨 • 조직에 활력 증진 • 조직 ③_____ 효과
단점	• 파벌조성 우려 • 창의성 결여로 조직발전 저해 • 모집범위 제한으로 유능한 인재 모집에 한계 • 다수인원 채용 시 인력공급 불충분	• 권력에 의한 부적격자의 채용 가능 • 파벌, 불화 조성 우려 • 신규직원의 적응기간이 장기화될 가능성 • 내부 인력의 사기 저하 • 채용관련 ①_____ 증가

(2) 선발방법

직무적성검사	훈련/경험 후의 미래 잠재능력을 측정, 직무경험이 없는 대상자에게 유용
성취도검사	훈련결과 현재 업무수행에 필요한 지식과 기술을 얼마나 알고 있는가를 측정
성격검사	사회행동과 관련된 개인의 성향 파악 가능
④_____ 면접	질문내용 목록을 미리 준비하여 차례로 질문하는 것(구조적 면접)
⑤_____ 면접	광범위한 질문으로 지원자에게 최대한 의사표현의 자유를 주어 표현하게 함
⑥_____ 면접	피면접자를 좌절하게 만들어(무시, 공격) 스트레스상태에서 감정조절능력 봄
⑦_____ 면접	다수의 면접자가 하나의 피면접자를 면접 평가하는 방법
⑧_____ 면접	집단별(6~12명)로 특정문제를 자유토론하게 하여 토론과정을 보고 선발

■ ① 비용 ② 적재적소 ③ 홍보 ④ 정형적 ⑤ 비지시적 ⑥ 스트레스 ⑦ 패널 ⑧ 집단

5. 배치 및 이동의 원칙

①_____주의	개인의 능력, 성격 등을 고려하여 최적의 직위에 배치하여 최고의 능력을 발휘하게 하는 것
②_____주의	실력을 발휘할 수 있는 영역을 제공하고, 올바로 평가받고 만족할 수 있는 대우를 하는 것
인재육성주의	사람을 성장시키면서 사용하는 것
③_____주의	전체와 개인의 조화를 고려하는 것

6. 간호전달체계(간호업무분담체계)

간호를 조직하여 전달하는 방법

(1) ④_____방법

간호사가 근무하는 동안 분담받은 환자에 대한 총체적인 간호를 제공하는 방법

장점	단점
• 개별화된 간호가 가능하고 환자만족도 높음 • 업무분담계획이 간단하고 ⑤_____가 명확함 • 환자들이 간호사에 대해 적응할 필요 감소	• ⑥_____이 많이 듦 • 근무번에 따라 다른 간호사의 간호를 받게 됨 • 인력부족 시 부적절하고 전문인력 대체 불가능

■ ① 적재적소 ② 실력 ③ 균형 ④ 사례 ⑤ 책임한계 ⑥ 비용

(2) ① _____방법

기능이나 업무 중심의 할당

장점	단점
• 단시간에 많은 업무 수행 가능 • 특정 간호업무에 대해 전문가가 될 수 있음 • 인력을 조정하는 데 요구되는 시간 최소화 • 업무효율성 증가 • 비용절감 • 업무분담과 수행확인이 용이	• 간호의 ② _____이 부족 • 환자의 요구를 많이 간과하게 됨 • 간호사들은 자신의 역할에 대한 동기유발 정도가 낮아 ③ _____가 낮음 • 조정자가 많이 필요하여 비용 면에서 비효과적 • 간호사들은 전반적인 환자 간호의 결과에는 별 관심이 없음 • 간호의 ④ _____가 불분명

(3) ⑤ _____법

① 팀 리더의 간호사와 보조 인력이 있으며, 보조 인력은 팀 리더 간호사의 지휘아래 간호 팀의 일원으로 활동

② 팀 리더: 구성원 지도, 업무분담, 보고, 중환자 직접간호, 집담회를 통한 문제 조정 역할

장점	단점
• 팀이 효과적으로 기능 시 ⑥ ____적 간호 가능 • 보조 인력을 활용함으로써 효율적임 • 팀 구성원 간의 협력과 의사소통 증가로 근무 의욕을 높임	• 간호직원 지도에 많은 시간이 소모 • ⑦ _____의 인력관리 능력 필요 • 팀 구성원 간의 업무조정 시간이 많이 듦 • 의사소통 부족 시 기능적 분담으로 전락

■ ① 기능적 분담 ② 일관성 ③ 업무 만족도 ④ 책임소재 ⑤ 팀간호 ⑥ 전인 ⑦ 팀 리더

(4) ①_____방법(primary nursing)

① 한 명의 간호사가 환자의 병원 입원에서 퇴원까지 24시간 전체의 간호를 책임지는 방법

② **적용**: 임상 외 적용이 가능(호스피스간호, 가정간호, 다른 보건의료전달체계)

장점	단점
• 환자간호에 대한 자율성 높고 ②_____ 분명 • 보조인력의 조정, 감독하는 시간소비가 없어 환자에게 전인간호를 직접 제공할 시간 증가 • 일차 간호사의 ③_____가 높고 기술 개발에 동기부여가 됨 • 환자 만족도와 타 건강전문인 만족도 높음 • 사례방법보다 더 비용효율적임	• 일차 간호사의 ④_____이 부족할 경우 전인 적 환자간호에 어려움을 겪을 수 있음 • 일차간호사에 비해 이차간호사의 업무만족도 가 낮을 수 있음 • 간호인력 ⑤_____, 유지에 어려움이 있음

(5) ⑥_____법

① 팀간호와 일차간호를 병합한 방법

② 팀간호를 용이하게 하기 위해 가능한 적은 인원의 팀을 구성하여 의사소통의 단계를 줄이고 ⑦_____시간을 늘여 질적 간호를 제공하고자 하는 방법

③ 2~3명의 간호사가 분담 받은 환자의 입원에서 퇴원까지 모든 간호를 담당

장점	단점
• 간호의 ⑧_____성을 유지 • 환자의 만족도가 높고, 구성원의 자율성과 만 족도가 높음	• 팀원 간 의사소통이 원활하지 않으면 환자와 간호사의 만족도가 떨어짐

■ ① 일차간호 ② 책임소재 ③ 업무 만족도 ④ 자질 ⑤ 모집 ⑥ 모듈간호 ⑦ 직접 환자 간호 ⑧ 연속

(6) 사례관리법(case management)

① 환자의 건강관리를 위해 계획된 접근으로 대상자의 다양한 서비스 욕구를 충족시키기 위해 건강사정, 계획, 서비스를 획득하고, 서비스를 전달하며, 서비스 조정 및 감시를 하는 것

② 대상자 ① _____ 중심적이고, ② _____ 적 접근

③ 사례관리자(간호사)의 역할: 돌봄 제공자, 조정자, 대변자, 중개인

급성기 간호관리 현장에 있는 10여명의 환자, 지역사회에서 추후관리를 받는 30여명의 환자 그리고 결과를 평가하기 위하여 한 달에 한번정도 전화만 해도 되는 40~50여명의 간호대상자를 동시에 관리할 수 있음

④ ③ _____(critical pathway, CP) 사용

㉠ 일련의 간호를 수행하기 위하여 환자 간호의 비용효과적인 측면을 사정, 계획, 적용, 평가하는 구조화된 간호방법론으로, 시간 및 활동의 순서가 연속성이 있도록 지도화해 놓은 것

㉡ 비슷한 처치나 자원이 요구되는 동일한 임상적 문제를 가진 환자로 구분

⑤ 적용: 두 개 이상의 진단명, 복잡한 치료적 요구가 있는 사람에게는 부적절

장점	단점
• 입원환자 재원기간 단축 및 ④ _____ 감소 • 서비스의 지속성 확보, 간호의 질 보장 • 의료팀 간 의사소통 촉진, 협조적 분위기 • 환자 간호표준설정의 기틀 마련	• 진료과정 표준화로 진료의 ⑤ _____ 침해 • 일정기간 이상 진료받기 어려워 의료과실 발생 위험 • 의료의 질 저하 초래 가능

(7) 매니지드 케어(managed care)

보건 의료전달과 재정의 체계적인 통합과 조정: 비용이 제한된 환경에서 간호의 질 통제

구분	사례관리	매니지드 케어
공통점	③ _____ 사용	③ _____ 사용
차이점	환자요구 중심, 대상자 중심적	비용절감이 목적, 체계중심적

① 요구 ② 다학제 ③ 표준진료지침 ④ 비용 ⑤ 자율권

인적자원의 능력을 개발 증대하는 것으로, 인력개발, 승진/전보, 경력개발, 직무수행평가 포함

1. 인력개발

(1) 예비교육(orientation)

①_____	직무오리엔테이션
조직을 이해하고 조직생활을 잘 시작할 수 있도록 교육	②_____가 배치된 곳에서 효과적으로 일할 수 있도록 준비시키는 것
채용 후 2~3일 이내에 실시	①_____이 끝난 후에 시행
조직에 대한 ③_____적인 정보 제공	특정 업무에 대한 교육 및 훈련
기관의 목적, 철학, 목표, 역사, 조직구조, 시설과 구조, 규칙, 규정, 정책, 절차 등 (근무규정, 채용조건, 휴가, 후생복지 등)	간호표준, 업무수행지침, 투약, 간호과정 적용, 인수인계 등

(2) ④_____교육

① 고용기관이 직원의 직무수행을 강화하기 위해 제공하는 모든 현장교육

② 새롭게 변화된 환자간호법, 절차, 새로운 진단 및 치료기술, 기구 관리와 조작법 등

(3) ⑤_____교육(continuing education, ⑥_____교육)

① 졸업 후의 임상 실무의 강화를 위한 지식, 기술 및 태도를 향상시키기 위한 교육

② 직원의 전반적인 성장과 개발에 관한 교육

③ **보수교육 내용**(「의료법 시행규칙」 제20조, 2018.8.1. 시행)

  ㉠ 직업윤리에 관한 사항

  ㉡ 의료관계법령의 준수에 관한 사항

  ㉢ 업무 전문성 향상 및 업무개선에 관한 사항

  ㉣ 선진의료기술 등의 동향 및 추세 등에 관한 사항

  ㉤ 그 밖에 보건복지부장관이 의료인의 자질 향상을 위하여 필요하다고 인정하는 사항

(4) 관리자 훈련

현 직위에서의 업무효과 증진 및 관리자로서의 경영기술 향상 위함

---

① 유도훈련 ② 신규간호사 ③ 일반 ④ 실무 ⑤ 보수 ⑥ 계속

2. 교육방법

인간관계능력 향상	①_____법	역할에 대한 공감과 체험을 통해 문제에 대한 정확한 이해와 사고
	②_____법	교사의 고도의 기술 시범을 보고 배움
	감수성훈련	타인이 생각하고 느끼는 것을 정확하게 감지하는 능력 향상
의사결정능력 향상	사례연구	실제 문제와 유사한 사례를 통해 문제해결능력 향상
	③_____법	조직상황을 쉽게 이해하고, 올바른 의사결정을 하는 조직관리의 모의 연습
	④_____기법	교육훈련 상황을 실제 상황과 비슷하게 설정하여 문제해결능력 향상

3. 승진 및 전보

(1) 승진정책

　① 연공서열주의

　　연령, 학력, 경력, ⑤_____ 등과 같은 인적요소를 기준으로 승진을 결정

　② 능력주의 승진제도

　　업무수행능력, 업적 또는 성과 등 직무관련 요소들을 중심으로 결정 　예 연봉제

▌① 역할연기　② 역할모델　③ 비즈니스게임　④ 인바스켓　⑤ 근속년수

구분	연공서열주의	연봉제
장점	• 고도의 ① 성 유지 • 정실이나 불공평을 이유로 한 불평이 없음 • 근무연한에 의한 인사의 ② 성 방지 • 행정의 ③ 성 유지	• 구성원들에게 동기부여를 함으로써 의욕적인 근무가 가능 • 필요한 인재를 종래의 연공서열형 임금체계로 확보하기 어려우므로 연봉제를 통하여 ④ 인력 확보가 용이 • 경영자에 준하는 책임감을 부여해 자신이 달성한 업무와 연봉과의 비교를 통하여 경영감각 배양이 가능. • 복잡한 임금체계와 임금구조를 단순화하여 임금관리가 용이 해지므로 임금관리의 효율성, 효과성 증대가 가능 • 연봉결정을 위한 면접이나 평가를 통하여 상사와 부하 간의 ⑤ 원활 및 동기유발 효과로 조직의 활성화에 기여
단점	• 유능한 인재 등용이 어려움 • 기관장이 부하직원 통솔 어려움 • 파벌 초래 가능 • 행정의 침체성 초래 가능	• 유교의 장유유서 의식과 선임자 우대원칙과의 갈등이 조직의 전체적인 분위기를 저하시킬 우려 • 평가의 객관성, 공정성 문제와 감액이 되는 경우 직원의 사기를 떨어뜨릴 가능성(삭감 또는 직원통제 수단으로 인식될 우려). • 직원 상호 간 불필요한 경쟁심을 유발해 위화감이 조성될 수 있다. • 연봉제 실시를 위한 평가기법 개발이 어렵다.

(2) 승진제도의 유형

구분	개념
⑥ 승진제도	근무년수, 학력, 경력, 연령 등 직원의 개인적인 연공과 신분에 따라 자동적으로 승진
직계승진제도	직무주의적 능력주의에 입각한 승진제도로서 직무의 자격요건에 비추어 적격자를 선정 · 승진시키는 방법
자격승진제도	연공과 능력을 절충한 것으로 연공주의의 장점을 살리면서 능력주의의 합리성을 가미한 승진제도. 승진에 필요한 일정한 자격요건을 정해 놓고 그 자격을 취득 한 사람을 승진시킴
⑦ 승진제도	직무내용상의 승진 없이, 직위명칭상의 형식적 승진을 하는 경우
조직변화(OC) 승진제도	승진대상은 많으나 승진의 기회가 주어지지 않으면 사기저하 · 이직 등으로 인해 유능한 인재를 놓칠 가능성 시, 경영조직 변화로 승진의 기회를 마련

■ ① 객관 ② 정체 ③ 안정 ④ 우수 ⑤ 의사소통 ⑥ 연공 ⑦ 대용

4. 경력개발

(1) 정의

한 개인이 입사에서 퇴직까지의 경력 경로를 개인과 조직이 함께 계획하여 개인욕구와 조직목표를 달성해가는 총체적 과정(기관의 요구와 개인의 욕구가 일치되도록 경력 개발)

(2) 목적

① **궁극적 목적**: 구성원의 자기계발을 통해 조직의 유효성 증대

② 효율적인 인재의 확보 및 배치와 종업원의 성취동기 유발

조직 측면	개인 측면
• 내부 인적자원의 미래 핵심역량 배양 • 구성원의 역할 진작을 통한 활성력 제고 • 적재적소배치를 통한 인력 효율성 향상 • 조직노하우의 체계적 축적과 활용 • 조직에서의 장기적 인력보유/활용도 증가	• 생애 경력관리를 통한 미래 비전 확보 • 직무를 통한 성장욕구의 충족 • 능력개발기회 확대를 통한 전문능력 향상 • 개인의 ① 　　감 확보 • 간호의 ② 　　향상

(3) 간호조직내의 경력개발 프로그램: ③ 　　　　　　, 임상사다리(clinical ladder)

① 개념

ㄱ 간호현장 내에서 임상간호실무나 때로는 관리, 교육 및 연구 역할과 관련하여 기술과 능력의 수준들을 구별하는 등급구조

ㄴ 개별간호사들이 스스로 지원해서 그 기준을 달성하느냐에 따라 즉 능력에 따라 임금과 ④ 　　　여부가 결정되는 제도

ㄷ 실무능력평가 시스템 & 인적자원개발 프로그램

② 장점

ㄱ 간호사의 개인적 성취를 인정하고 보상

ㄴ 임상적 능력이 있는 간호사들을 임상에 유치함으로써 환자간호의 질을 향상

ㄷ 간호사의 사기와 직업만족도 향상

ㄹ 전문적 성장의 기회를 제공

■ ① 안정 ② 질 ③ 경력사다리 ④ 승진

5. 인사고과 (직무수행평가)

(1) 개념

구성원이 갖고 있는 능력, 근무성적, 자질 및 태도 등을 객관적으로 평가함으로서 조직 내에서 구성원의 가치를 평가하는 절차

(2) 전통적 인사고과와 현대적 인사고과의 비교

전통적 고과	현대적 고과
• 업적중심 고과 • 임금, 승진관리를 위한 고과 • 포괄적, 획일적 고과 • 평가자 중심의 고과 • 추상적 기준에 의한 고과	• 능력, 적성, 의욕의 고과 • 능력개발, 육성을 위한 고과 • 승급, 상여 등 목적별 고과 • 피고과자의 참여에 의한 고과 • 구체적 기준에 의한 고과

(3) 목적

① _____ 관리, ② _____ 이동, ③ _____, ④ _____/사기앙양

① 승진, 보상, 재배치 등의 기초자료: 적정배치, 적정 처우

② 조직 내 의사소통 증진효과로 조직목표와 직무에 대한 ⑤ _____ 증진

③ 작업조건 개선, 노사관계 개선, 인간관계 개선에 적극 활용

④ 능력개발 및 성과향상을 위한 동기부여 프로그램을 계획하고 제공

① 임금 ② 인사 ③ 교육훈련 ④ 근무의욕 ⑤ 이해도

(4) 인사고과의 방법

구분	내용
서열법	• 피평정자 간의 근무성적을 서로 비교해서 서열을 정하는 방법
①_____법	• 사전에 평가의 범위와 수를 결정해놓고 피고과자를 일정한 비율에 맞추어 강제로 할당하는 방법 • 관대화/중심화 경향 방지에 효과적
②_____법 (_____법)	• 표준업무 수행목록을 미리 작성해두고 목록에 따라 가부 또는 유무를 표시하는 방법
③_____법	• 피고과자의 능력과 업적 등을 평정요소로 나열하고, 등급을 표시하는 척도에 의해 평가하는 방법 • 작성이 간단 & 평정이 쉬워 상벌의 목적에 이용이 편리
④_____법	• 조직목표 달성의 성패에 영향이 큰 중요사실을 중점적으로 기록/검토 • 피고과자의 직무태도나 업무수행능력을 개선하여 능력발전을 촉진
⑤_____법 (_____)	• 고과자가 피고과자의 행위나 업적에 대해 구체적인 행동기준을 제공하는 방법(③_____법 + ④_____법)
⑥_____법 (_____법)	• 평가자가 평소에 부하직원의 직무관련행동에서 나타나는 강점과 약점을 기술하도록 하는 방법 • 피평가자에 대해 자세히 서술할 수 있다는 장점이 있는 반면, 서술 방법에 따라 평가내용에 차이가 많을 수 있고, 객관성이 낮다는 것이 단점
목표관리법	• 조직의 상하 구성원들이 참여의 과정을 통해 공동으로 조직의 목표를 설정하고, 달성된 성과를 측정 · 평가하여 회환시킴으로써 관리의 효율화를 기하는 방법

Plus ▼ 평가목적에 따른 평가방법

• 평가목적이 지도일 경우: ④_____법, MBO
• 평가목적이 승진, 승급, 이동일 경우: ①_____법, ⑦_____법, 도표식 평정척도법
• 평가목적이 조직개발일 경우: 평정척도법 / 직원개발일 경우: 행위기준 고과법, MBO, 중요사건 서술법
• 평가목적이 목표달성일 경우: MBO / 동기부여일 경우: MBO

① 강제배분 ② 체크리스트 평정(대조표) ③ 도표식 평정척도 ④ 중요사건기록 ⑤ 행태중심평정척도(BARS)
⑥ 에세이 평가(자유기술) ⑦ 서열

(5) 인사고과의 오류

구분	내용
① _____	• 피평정자의 긍정적인 인상에 기초하여, 평정할 때 어느 특정된 요소가 특출하게 우수하여 다른 평정요소도 높게 평가받는 경향
② _____	• 어느 특성이 부족하다는 부정적 인상으로 다른 특성도 부족하다고 평가하는 경향 • 평정자가 지나치게 비평적인 경우로, 피평정자가 실제 능력보다 더 낮게 평가받는 경향
③ _____	• 평정자의 평점이 모두 중간치에 집중하는 심리적 경향으로, 아주 높은 평정이나 아주 낮은 평정을 피하는 경향
④ _____	• 대부분의 피평정자에게 좋은 평점을 주는 과오
⑤ _____	• 평가자가 너무 엄격하게 부하직원의 업적을 평가하여 발생하는 오류
근접착오 (Recency error) (시간적 오류)	• 평정 직전에 있었던 최근의 일들이 평정에 영향을 미치는 경우
근접오류 (Proximity error)	• 근접하게 배치된 평가요소들의 평가결과나 평가시점이 근접한 평가요소의 평가결과가 유사하게 나타나는 경향
선입견에 의한 착오	• 평정의 요소와 관계없는 성별, 출신학교, 출신지방, 종교, 연령 등에 대한 편견이 영향을 미치는 경우
⑥ _____	• 어떤 평정자가 다른 평정자보다 언제나 후한 점수 또는 나쁜 점수를 주는 경우
⑦ _____	• 두 가지 평가요소 간에 논리적인 상관관계가 있는 경우, 한 요소가 우수하면 다른 요소도 우수하다고 쉽게 판단하는 것 경우
자기확대 효과	• 관리자가 자신의 리더십 유형을 창출하기 위해 직원평가를 조작하는 경우
대비오류	• 다른 부하와 비교하는 과정에서 고과에 영향을 미치는 경우나 부하의 과거성과와 현재성과를 비교하여 영향을 미치는 것
투사	• 자기 자신의 특성이나 관점을 타인에게 전가하는 주관의 객관화 예 능력없는 감독자가 자신에 대한 비난을 자기 동료, 상사 혹은 부하에 전가

■ ① 후광효과 ② 혼 효과 ③ 중심화 경향 ④ 관대화 경향 ⑤ 가혹화 경향 ⑥ 규칙적 착오 ⑦ 논리적 착오

⑹ 인사고과 운영상의 원칙

① 고과기준의 ①＿＿화: 목적, 방식, 고과구분, 고과요소, 가중치, 고가척도 등이 명확히 설정

② 고과 ②＿＿의 준수

③ 고과자의 ③＿＿화: 두 사람 이상의 고과자를 두어 고과자의 고과오류를 줄임

④ ④＿차 고과의 존중: ④＿차 고과자의 평가를 우선 존중

⑤ 공사혼동의 배제: 사적인 행동에 의해 감정적으로 좌우되어서는 안 됨

1. 보상

보상	경제적 보상 (외적보상)	직접적 보상	임금, 기타
		간접적 보상	복리후생, 건강안전
	비경제적보상 (내적보상)	칭찬, 인정, 존경 등	

2. 보상체계

(1) **기본급**: 간호사의 기본근무시간(평균 주당 40시간)에 대해 지급하는 액수

(2) **부가급(수당)**: 직무내용, 근무환경, 생활조건 등의 특수성을 고려하여 지급(기본급 보완)

(3) **복리후생**: 종업원 생활의 안정과 질 향상을 위해 임금 외 부가적으로 지급

임금	기본급	① ___급	간호사의 외적자격기준(근속년수, 학력, 면허, 연령)으로 결정
		② ___급	직무의 책임성과 난이도 등 직무의 상대적 가치에 따라 지급
		③ ___급	실제로 나타난 성과 즉, 조직기여도에 의해 결정(변동급)
		④ ___급	직무수행능력, 조직에의 공헌도, 직무종류로 결정 (연공급과 직무급을 절충한 방식)
		종합결정급	생계비, 연령, 자격, 근무연한, 능력, 직무 등을 종합하여 결정
	부가급	수당	법정 수당: ⑤ ___근로 / ⑥ ___근로 / ⑦ ___근로 수당
			법정 외 수당: 직책 / 자격 / 가족 / 통근 / 지역 수당
		상여금	보너스
복리후생	법정 복리후생	⑧ ___ 지원, ⑨ ___제도, ⑩ ___제도	
	법정 외 복리후생	생활시설, 경제시설, 보건위생시설, 교육 체육 오락시설 등	

① 연공 ② 직무 ③ 성과 ④ 직능 ⑤ 연장 ⑥ 야간 ⑦ 휴일 ⑧ 4대보험료 ⑨ 퇴직금 ⑩ 유급휴가

⑷ 능력별 보상제도(성과급)

구성원의 노력, 업무성과, 조직체 기여정도를 평가하여, 임금결정의 기준으로 삼음

장점	단점
• 동기부여로 조직의 ①＿＿＿＿화와 ②＿＿＿＿ 앙양 유도 • 생산량 유지를 위한 ③＿＿＿＿＿ 줄어듦 • 과감한 ④＿＿＿ 기용 가능 • 고급 노동력 부족, 기술혁신, 임금상승 등 여건변화에 대응 • 직무수행능력의 개발과 효율적 활용이 가능	• ⑤＿＿＿＿＿이 중시되는 기업에서는 안정성 해칠 위험 • 비가시적인 부분 평가 어려움 • 평가자의 업무내용 파악이 부실한 경우 오류 발생 • 경쟁이 과도할 시 협동과 조정이 필요한 집단 성과가 저조 • 기존 조직 질서를 파괴하는 것으로 오인되어 직원 저항 • 예산이 제한적이면, 성과 보상 적을 수 있음 • 비인간적 · 기계적 조직생활과 노동착취의 수단으로 왜곡되어 통제지향적 인사관리 가능

① 활성 ② 사기 ③ 감독의 필요성 ④ 인재 ⑤ 연공서열

- 조직 내 인적자원이 자신의 능력을 발휘하면서 조직 내에 남아있도록 각종 배려를 행하거나, 최대한으로 능력을 발휘하게끔 인적자원을 유지하는 활동
- 직원훈육, 결근과 이직관리, 노사관계와 협상이 포함

1. 직원훈육(문제직원 관리)

(1) 개념
① 직원들이 기관의 규칙이나 법칙을 준수하도록 하는 과정
② 규칙을 어긴 직원을 처벌하는 것이 아니라, 직원 스스로 행위를 적절히 조절함으로서 행위가 교정되도록 동기부여를 하는 것

(2) 직원훈육의 진행과정

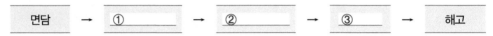

면담 → ① _____ → ② _____ → ③ ____ → 해고

(3) 직원훈육과정에서 과오를 줄이는 방법
① 훈육조치 전에 위반행동을 철저하게 조사
② ④ ____ 한 훈육 조치
③ 위반행동이 심각하여 환자안전을 위협한다면, 조사기간 동안 정직시킴
④ 일관성 유지
⑤ ⑤ ____ 적 훈육
⑥ 위반사항이 무엇인지 명확히 알려주고 적절한 수정행위를 구체화
⑦ 시행될 규칙이나 정책을 직원들에게 충분히 설명하고, 알리고 난 후 적용

■ ① 구두견책 ② 서면견책 ③ 정직 ④ 신속 ⑤ 비공개

2. 이직관리(이직의 영향)

긍정적 영향	부정적 영향
• 조직분위기 쇄신, 새로운 관리기법 및 기술도입 • 승진/이동 기회 증가로 변화 가능성과 새로운 아이디어 도입 • 불필요한 인력 제거 기회 • 직원 감축 우려 시 자발적 이직은 인원 감축에 따른 해고의 두려움을 해소	• 신규 직원 채용으로 인한 경제적 손실 • 환자간호의 질 저하로 인한 직원의 사기저하 • 지지적 분위기 저하로 인한 팀의 기능 저하 • 신규직원교육으로 업무부담이 커져 업무에 대한 흥미 감소 • 간호관리자의 관리능력 저하

3. 노사관계관리

(1) 노사관계의 특성

① 협동적 관계와 대립적 관계

    ㉠ 부가가치를 창출하는 측면 즉, 조직의 목표달성을 위해 근무하는 측면에서는 협동적 관계

    ㉡ 생산의 성과분배 측면에서는 대립적 관계

② 경제적 관계와 사회적 관계

    ㉠ 사용자의 경제적 목적달성을 위해 노동력을 제공하고 그 대가로 임금을 받는다는 점에서는 경제적 관계

    ㉡ 집단생활을 하는 측면에서는 사회적 관계

③ 종속적 관계와 대등한 관계

    ㉠ 노동자가 사용자의 명령과 지시에 복종할 의무를 가지는 측면에서는 종속적 관계

    ㉡ 근로조건 운영 등 사용자와 대등한 입장에서 교섭하는 측면에서는 대등한 관계

(2) 노동조합의 기능

「노동조합 및 노동관계 조합법」의 노동3권(단결권, 단체교섭권, 단체행동권)을 수행하는 것

경제적 기능	단체교섭기능, 경영참가기능, 노동쟁의 기능, 노동시장 통제기능
공제적 기능	조합원의 질병, 재해, 실업, 정년퇴직, 사망 등으로 노동능력을 일시적 또는 영구적 상실에 대비하여 노동조합 기금을 설치, 이용하여 상호 부조함
정치적 기능	노동관계법 제정 및 개정, 노동시간 단축, 사회보험/사회보장의 실시 등을 요구

4. 협상

(1) 협상의 개념

① 토론을 통한 타협으로, 한쪽에서 제안하고 다른 한쪽에서 다른 제안을 하여 상호 양보를 통한 합의점에 도달하는 방법

② 규칙이나 절차는 없으며, 서로 간에 합의를 보려는 의도가 있는 경우에 발생함

(2) 협상의 유형

구분	①____적 협상	②____적 협상
개념	고정된 자원의 분배에 대한 협상으로 보편적인 협상 유형	당사자들의 이해를 조화시켜 더 큰 공동이익을 도출해 내려는 협상전략
적용	• 협상이슈가 하나일 때 • 한 집단의 이익이 다른 집단의 손해되는 상황 • 협상 당사자들의 관계가 단기적일 때 효과적	• 갈등당사자 집단 간의 협상 이슈가 여러 개일 때 • 이슈에 대한 양측 간의 우선순위가 서로 다를 때 • 협상관계가 장기적일 경우에 유용

(3) 협상의 특성

① 합의점이 양 집단에 이상적인 것이 아니기 때문에 ③____도 ④____도 없음

② 협상에 이르기 위한 가장 중요한 요소는 협상당사자들의 기본자세가 중요

③ 이기려 들기보다는 쉽게 합의점에 도달하고, 수용 가능한 합의점 발견의 방향으로 이끌어 가는 것이 중요

(4) 협상과정

준비와 계획 → 협상의 기본규칙 설정 → 협상 제안의 명확화 → 합의와 실행

(5) 협상의 원칙

① 개인이나 개인의 행동보다는 ⑤____에 초점을 둠

② 관계를 형성하고 커뮤니케이션 유지

③ 창의적인 대안 탐색을 위해 열린 마음 유지

④ 사실과 객관적인 표준을 사용하여 해결책을 구체화

⑤ 자신의 입장을 확고히 하기 보다는 ⑥____에 초점을 맞춤

⑥ 경쟁보다는 협력 촉진

---

① 분배 ② 통합 ③ 승자 ④ 패자 ⑤ 문제 ⑥ 이슈

Chapter 1 지휘기능의 개념

(1) 조직의 구성원들이 바람직한 행동을 하도록 동기부여, 지시, 지도, 조정하는 관리기능
(2) 지시/감독/조정, 동기부여, 집단행동의 통솔, 의사소통, 갈등관리 등의 기능을 수행

Chapter 2 리더십 이론

1. 지도성의 개념
조직의 구성원들이 공동목표를 달성하려는 방향으로 기꺼이 따라 오도록 영향력을 행사하는 기술과 과정

2. 관리자와 리더의 특성 비교

관리자	리더
공식적 조직 내에 직위를 가짐	공식부분이 아닐 수 있음
임무대로 책임 수행	도전과 혁신 주도
현상 유지	현상 ③_____
①_____ 적 관점	수평적 관점
시스템과 구조에 역점	④_____에 역점
모방 유지	창조적
②_____ 위주	신뢰에 기초
일을 옳게 함	옳은 일만 함
단기적 안목/좁은 시야	장기적 전망

3. ⑤_____ 이론(자질이론)
사람은 특정한 자질을 가지고 있기 때문에 지도자가 될 수 있다는 가정하에 출발

■ ① 수직 ② 통제 ③ 발전 ④ 사람 ⑤ 특성

4. 행동이론(행위이론)

지도자의 특정한 행동특성 및 유형이 개인 및 집단의 성과에 영향을 미친다고 보고, 효과적이라고 입증된 행동특성 즉 리더십 스타일을 훈련시켜 지도자를 만들 수 있거나 개발될 수 있다는 이론

(1) 3원론적 관점(White & Lippit, Lewin)

구분		①　　　형	②　　　형	③　　　형
지도자 특성	통제	집단에 대해 강한 통제	집단에 대한 통제 최소화	허용적이고, 통제 전혀 없음
	동기부여	강제로 동기부여시킴	경제적보상과 자아보상으로 동기부여	구성원의 요청시 지지로 동기부여
	지시	④　　　로 지시	⑤　　　과 ⑥　　　로 지시	거의 지시하지 않음
	의사소통	상의하달식 의사소통	상의하달 및 하의상달 의사소통	의사소통 통로가 다양
	의사결정	독단적으로 의사결정	의사결정에 구성원 참여	의사결정에 구성원 참여
	강조점	직위의 차이를 강조	'나' '너'보다 '우리' 강조	집단을 강조
	비평	⑦　　　을 목적으로 비판	⑧　　　적 비평	⑨　　　을 하지 않음
유용한 경우		위기상황에 유용	구성원 간 협동과 조정 필요 시	문제가 잘 규명되지 않고, 대안적 해결을 필요로 할 때
장점		• 예측가능한 안정된 집단 활동을 가져옴 • 구성원에게 안정감제공 • 집단의 혼돈 완화로 생산성 증가	구성원의 자율성과 성장 증진	창의성과 생산성 산출 (구성원이 동기부여되고 자기지시적일 때)
단점		창의성, 자기동기화, ⑩　　　성 감소	장시간 소요되므로 신속한 결정을 내려야 할 경우 혼돈 초래가능	• 비지시적 리더십으로 ⑪　　　초래 가능성 높음 • 무감동과 무관심 야기 가능

▌① 전제 ② 민주 ③ 자유방임 ④ 명령조 ⑤ 제안 ⑥ 안내 ⑦ 처벌 ⑧ 건설 ⑨ 비평 ⑩ 자율 ⑪ 혼란

(2) 관리격자 이론 – 블레이크와 모우턴

수평축에 생산에 대한 관심, 수직축에 인간에 대한 관심의 두 영역으로 나누고, 리더의
행동유형을 더욱 구체화(1~9)함

무기력형(1.1형)	리더는 최소한의 노력만 투입
① ___형(1.9형)	구성원 간 원만한 관계 및 친밀한 분위기 조성에 주력
② ___형(③ ___형)	인간적 요소의 최소화 및 작업조건 정비
④ ___형(⑤ ___형)	상호의존관계와 조직의 공동목표를 강조
중도형(5.5형)	과업능률과 인간적 요소를 절충하여 적절한 수준의 성과 지향

5. 상황이론

리더십이란 추종자와 지도자가 맡은 과업을 포함하는 리더십 상황의 산물로 보고, 상황에
가장 잘 부합하는 지도자가 가장 효과적인 지도자라고 하는 이론

이론	리더십	상황	적합관계
상황적합성이론 (피들러)	⑥ ___지향형 과업지향형	• 상황 호의성 ① ⑦ ___와 ⑧ ___ 과의 관계 ② 과업의 ⑨ ___화 정도 ③ 리더의 ⑩ ___권한 ⇒ 상황호의성을 상, 중, 하	• 상황호의성이 중간일 때 ⇒ 관계지향형 리더 • 상황호의성이 아주 좋거나 나 쁠 때 ⇒ 과업지향형 리더
상황대응 리더십이론 (허시 & 블랜차드)	⑪ ___형 설득형 ⑫ ___형 ⑬ ___형	• 구성원 성숙도(M1~M4) ① ⑭ ___ ② 동기	M1 ⇒ 지시형 (⑮ ___과업, 낮은 배려) M2 ⇒ 설득형 (⑮ ___과업, ⑮ ___배려) M3 ⇒ 참여형 (⑯ ___과업, ⑮ ___배려) M4 ⇒ 위임형 (낮은 과업, 낮은 배려)
경로목표이론 (하우스 & 미첼)	⑪ ___적 ⑰ ___적 참여적 ⑱ ___적	• 구성원의 특성 – 직무능력, 통제위, 욕구상태 • 환경적 요인 – 과업구조, 권한체계	아래 참조

① 인기 ② 과업 ③ 9.1 ④ 팀 ⑤ 9.9 ⑥ 관계 ⑦ 리더 ⑧ 구성원 ⑨ 구조 ⑩ 직위 ⑪ 지시 ⑫ 참여
⑬ 위임 ⑭ 능력 ⑮ 높은 ⑯ 낮은 ⑰ 지원 ⑱ 성취지향

지시적 리더십	• 과업구조가 모호할 경우, 복잡한 과업 • 조직이 비상상황, 시간이 촉박한 상황 • 부하가 리더에게 복종적이고 의존적인 경우, 외적통제위, 능력 부족, 높은 안전 욕구 • 리더가 강력한 직위 권한을 가지고 있는 경우 효과적
지원적 (후원적) 리더십	• 과업이 구조화되어 있는 경우 • 반복적 과업, 스트레스, 좌절을 유발하는 과업 • 공식적 권한체계가 명확하고 관료적인 경우 부하가 높은 사회적 욕구 (소속욕구, 존경욕구)를 지니고 있을 때, 부하가 자신감 결여, 실패에 대한 두려움) • 부하들 간에 상호작용이 필요한 경우 효과적
참여적 리더십	• 과업이 내재적 동기를 유발할 수 있는 특성을 가질 때, 모호한 과업 • 조직이 불확실한 상황, 부적절한 보상 • 부하의 자존과 성취욕이 강할 때(높은 자율욕구), 내적통제위 • 개인과 조직의 목표가 양립하는 경우 효과적
성취지향적 리더십	• 참여적 리더십의 경우와 유사한 상황에 효과적(수문사) • 부하의 높은 능력, 높은 성취욕구(현문사) • 비도전적이고, 반복적인 과업(현문사)

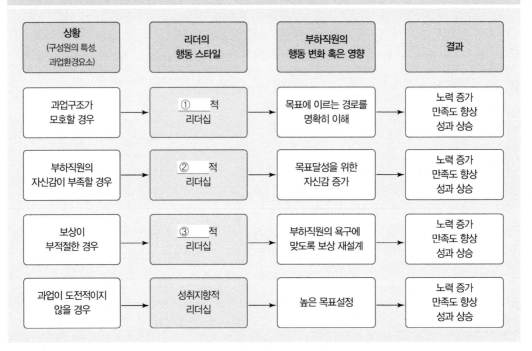

상황 (구성원의 특성, 과업환경요소)	리더의 행동 스타일	부하직원의 행동 변화 혹은 영향	결과
과업구조가 모호할 경우	① __ 적 리더십	목표에 이르는 경로를 명확히 이해	노력 증가 만족도 향상 성과 상승
부하직원의 자신감이 부족할 경우	② __ 적 리더십	목표달성을 위한 자신감 증가	노력 증가 만족도 향상 성과 상승
보상이 부적절한 경우	③ __ 적 리더십	부하직원의 욕구에 맞도록 보상 재설계	노력 증가 만족도 향상 성과 상승
과업이 도전적이지 않을 경우	성취지향적 리더십	높은 목표설정	노력 증가 만족도 향상 성과 상승

▮ ① 지시 ② 후원 ③ 참여

6. 현대 이론: 거래적 리더십과 변혁적 리더십

(1) 거래적 리더십과 변혁적 리더십 비교

구분	거래적 리더십	변혁적 리더십
현실 목표	현상유지	현실을 변화시키려는 노력
목표설정	현실적인 목표	현실보다 매우 높은 이상적 목표 설정
적용기간	단기적	장기적
동기부여 전략	① _____적, ② _____적 보상	높은 수준의 개인적 목표를 동경하여 자아실현 하도록 함
행위의 표준	규칙과 관례를 따름	새로운 도전을 하도록 함
문제 해결	직접 문제 해결을 하거나 구체적 방법을 알려줌	구성원 스스로 해결책을 찾을 수 있도록 격려
변수	③ _____적 보상, 예외에 의한 관리	④ _____, 지적자극, ⑤ _____적 배려

※ **변혁적 리더십**: 조직의 미래에 대한 비전을 심고, 그 비전을 구성원에게 연결해주며, 구성원의 가치, 신념, 욕구체계를 변화시켜 조직의 성과를 제고

(2) 구성요소

구분	구성요인	내용
거래적 리더십	성과와 연계된 보상	리더는 구성원들이 무엇을 해야 그들이 원하는 보상을 받을 수 있는지 알려준다.
	예외적 관리	리더는 구성원들이 부여받은 임무를 수행하도록 하고, 적절한 시기에 적절한 비용으로 목표가 달성될 때까지 간섭하지 않으며, 예외적 사건이 발생 했을 때만 간섭한다.
변혁적 리더십	④ _____	리더는 바람직한 가치관, 존경심, 자신감을 구성원들에게 심어 줄 수 있어야 하고 비전을 제시할 수 있어야 한다.
	⑥ _____	공유된 비전을 실현하기 위해 최선을 다하도록 의욕을 끊임없이 고무시킨다.
	⑦ _____	리더는 구성원들이 개인적 성장을 이룩할 수 있도록 그들의 욕구를 파악하고 알맞은 임무를 부여해야 한다.
	지적자극	리더는 구성원들이 기존의 합리적 틀을 뛰어넘어 창의적인 관점에서 상황을 분석하도록 격려해야 한다.

▌ ① 즉각 ② 가시 ③ 조건 ④ 카리스마 ⑤ 개별 ⑥ 영감적 동기부여 ⑦ 개별적 관심

7. 슈퍼리더십

(1) 개념

① 구성원들이 자기 스스로를 리드할 수 있는 역량과 기술을 갖도록 하는 것

② 구성원이 스스로 과업에 대한 방향을 설정하고 고안하여 과업을 재설계할 수 있는 역량을 갖추도록 유도

(2) 슈퍼리더가 되는 7단계

1단계	우선 ①_____리더가 된다.
2단계	①_____리더십의 모범을 보인다.
3단계	스스로 목표를 설정하도록 독려한다.
4단계	긍정적인 사고패턴을 창안한다.
5단계	보상과 건설적 비판을 통해 ①_____리더를 육성한다.
6단계	팀워크를 통해 ①_____리더십을 권장한다.
7단계	①_____리더십 문화를 배양한다.

8. 셀프리더십

(1) 개념

① 구성원 각자가 변화와 성장을 위해 자신에게 스스로 동기부여하면서 영향력을 행사하는 리더십

② 스스로 자기 자신을 이끌어가기 위해 자신에게 영향력을 행사할 때 사용되는 사고와 행동전략

(2) 필요성

① 지속적인 경쟁력 확보를 지향하는 조직은 구성원의 자발적인 참여와 헌신이 필요

② 팀제 확산으로 관리자 한사람이 모든 팀원을 관리하기 어려워짐

③ 직무가 세분화 전문화됨

(3) 전략: 행동전략과 인지전략

행동전략	자기관찰, 자기②_____ 설정, ③_____에 의한 관리, 리허설, 자기보상, 자기비판
인지전략	④_____적 보상전략(과업 재설계, 직무상황 재설계), ⑤_____적 사고 전략

■ ① 셀프 ② 목표 ③ 단서 ④ 자연 ⑤ 건설

조직의 목표를 달성하기 위해 적극적이고 지속적으로 노력하도록 하는 과정

1. 동기부여이론의 종류

		무엇이 사람들 동기를 유발시키는가?
내용 이론	① _____ 이론 (②_____)	• 낮은 단계 욕구가 충족되면 다음 단계의 욕구를 추구(만족→진행) • 일단 만족된 욕구는 더 이상 동기부여 요인이 아님
	③ _____ 이론 (④_____)	• 존재욕구, 관계욕구, 성장욕구 • 하위욕구가 충족되지 않아도 상위욕구 행동이 나타날 가능성 • 고차원욕구 만족되지 않으면 낮은 하위 욕구의 중요성 커짐(좌절→퇴행)
	⑤ _____ 이론 (⑥_____)	• 동기부여요인(만족요인): 직무 ⑦ _____ 과 관련 요인 　－성취감, 인정감, 도전감, 책임감, 일 자체 • 위생요인(불만족 요인): 직무 ⑧ _____ 과 관련된 요인 　－작업조건, 상호 관계, 임금, 보수, 지위, 안전
	⑨ _____ 이론 (⑩_____)	• 성취욕, 권력욕, 친교욕구가 인간행동의 80% 설명 • 인간의 욕구는 학습된 것이며, 욕구우선 순위는 개인마다 다름
	XY이론 (맥그리거)	• X이론의 인간관 → ⑪ _____ 적이고 ⑫ _____ 적인 관리 • Y이론의 인간관 → ⑬ _____ 적인 관리
과정 이론		사람들이 어떤 과정을 통해 동기부여 되는가?
	⑭ _____ 이론 (브룸)	• 동기행동의 주요원인(5가지 변수): 기대, 유인가, 결과 또는 보상, 수단성, 행동선택
	⑮ _____ 이론 (⑯_____)	• 자신의 투입 대 산출을 동일한 작업상황의 타인의 투입 대 산출과 비교하여 동등하면 공정성 지각 • 불공정성 지각 시 불공정성을 감소하는 쪽으로 동기부여 됨(투입/결과 변경, 자신/타인의 투입/결과 왜곡, 준거인물변경, 직장이동)
	⑰ _____ 이론 (로크)	• 구체적이고 특별한 목표, 다소 어려운 목표, 목표 설정 과정에 구성원이 참여한 목표일수록 동기부여 잘 됨
	⑱ _____ 이론 (⑲_____)	• 활동이 강화를 통해 보상받으면 자발적으로 반복 • 바람직한 행동 증가: 긍정적 강화(＋제공) / 부정적 강화(－제거) • 바람직하지 않은 행동 감소: 처벌(－제공) / 소거(＋제거)
	성숙미성숙이론 (아지리스)	• 능동적/독립적 활동 시 동기부여 • 개인과 조직의 욕구가 일치 시 인격이 성숙되어 동기부여

■ ① 욕구단계　② 매슬로우　③ ERG　④ 알더퍼　⑤ 동기위생　⑥ 허츠버그　⑦ 내용　⑧ 환경　⑨ 성취동기
⑩ 맥클랜드　⑪ 강압　⑫ 권위　⑬ 민주　⑭ 기대　⑮ 공정성　⑯ 아담스　⑰ 목표설정　⑱ 강화　⑲ 스키너

2. 관리에의 적용

①_____ 이론	• 개인의 ②_____단계를 확인하여 개인차를 고려한 욕구 충족 • ③____욕구 충족 후 ④____욕구를 충족시킬 수 있는 기회 제공
⑤_____ 이론	• ⑥____욕구/⑦____욕구 미충족시 ⑧____욕구 증가로 물질적, 보상적 욕구가 증가하므로 성장 욕구를 충족하기 위한 능력개발 기회를 제공 – 능력을 최대한 발휘하도록 도전적 업무 담당토록 함
⑨_____ 이론	• 동기요인(직무내용) 개선: 직무⑩____ 증가 • 위생요인(직무환경) 개선: 직무⑪____ 개선
⑫_____ 이론	• 구성원 선발/배치/업무할당 시 욕구를 고려할 필요 • 개인적 욕구에 적합한 업무 할당 예 ⑬____욕구자: 도전적 업무
⑭____ 이론	• 민주적 관리전략을 채택하여 인간의 잠재능력을 최대한 발휘토록 동기부여 • 분권화, 권한위임, 성장을 촉진하기 위한 직무개선, 참여적 관리 등
⑮____ 이론	• 합리적인 성과수준을 제시하고, 노력하면 원하는 결과를 얻을 수 있다는 기대감 갖도록 해 줌 • 성과에 따른 보상을 명확히 제시하여 성과와 보상간의 연결을 분명히 함 • 보상에 대한 매력이 개인의 욕구수준에 따라 차이가 있으므로 욕구수준에 따라 보상 제공
⑯____ 이론	• 업무성과에 대한 공정한 평가 • 성과와 보상이 합치되도록 노력
목표설정이론	• 효과적인 목표를 설정: 명확, 다소 어려운 목표, 결과지향적, 부하의 수용, 부하참여, 피드백제공, 동료간 경쟁
⑰____ 이론	• ⑱____적 강화(칭찬, 보상), 부정적 강화(밤근무수 감소, 꾸중 그침) • ⑲____(야단, 질책), 소거(휴가 안 줌, 특근수당기회 제거)
성숙미성숙이론	• 조직과 개인의 목표달성이 조화와 통합 이루어 긍정적/독립적 인격으로 성숙토록 도움

3. 동기부여 증진방안

개인차원	조직차원
• 적극적 업무자세의 함양 • 명확한 경력개발 계획	• 직무 재설계 • 성과 – 보상의 합치 프로그램 • 인사관리 제도의 개선 • 임파워먼트

① 욕구단계 ② 욕구수준 ③ 하위 ④ 상위 ⑤ ERG ⑥ 관계 ⑦ 성장 ⑧ 존재 ⑨ 동기위생 ⑩ 만족
⑪ 불만족 ⑫ 성취동기 ⑬ 성취 ⑭ XY ⑮ 기대 ⑯ 공정성 ⑰ 강화 ⑱ 긍정 ⑲ 처벌

1. 권력과 리더십의 관계

※ **권력**: 상대방의 행동을 자신이 의도한 방향으로 조정하고 움직이게 할 수 있는 능력으로, 리더가 구성원 행동에 영향을 미치는 수단

Plus ▼ 리더십과 권력의 차이점

권력	리더십
리더에게 순종하도록 하는 힘	목표달성을 위하여 집단행위에 영향력을 행사하는 과정
조직목표와 일치 혹은 일치하지 않음	조직목표와 일치해야 함(목표 지향적)
상하구별 없이 모든 방향으로 영향을 미침	리더 → 구성원으로 한 방향으로 영향을 미침
복종을 얻어낼 수 있는 전술이나 조직적 사회의 힘 등 넓은 차원에 초점	상사, 부하, 조직관계에 초점

2. ① _____(_____)

(1) 개념

① 조직의 활력을 조성하기 위해 권한이나 법적 파워를 구성원들에게 배분하는 과정

② 구성원에게 조직을 위해 중요한 일을 할 수 있다는 힘과 능력이 있다는 확신을 심어주는 과정

③ 행동할 권한, 책임, 자유를 주고, 자신의 능력에 대한 믿음과 신뢰를 불어넣는 것

④ 궁극적으로 개인의 역량을 증대하고 최대한 활용, 확산하는 것

(2) 구성요소

① **의미성**: 일에 대해 느껴지는 가치를 뜻함

② **역량감**: 자신의 일을 효과적으로 수행하는데 필요한 능력에 대한 개인적 믿음

③ **자기결정력**: 개인이 자신의 판단과 결정에 따라 행동할 수 있는 정도

④ **영향력**: 개인이 조직 목표달성에 기여할 수 있다고 느끼는 정도

■ ① 임파워먼트(Empowerment)

(3) 개발전략

① **정보공개**: 필요한 정보를 간호사 개인이나 팀이 쉽게 얻을 수 있도록 정보를 공개한다.

② **참여유도**: 조직 내의 다양한 변화활동에 간호사들이 적극적으로 참여하도록 유도한다.

③ **혁신활동 지원**: 간호사가 새로운 변화를 시도해 보도록 지원해 준다.

④ **책임부여**: 권한을 부여함과 동시에 책임감을 느끼도록 한다.

⑤ **내적보상 제공**: 내적보상을 통해 내적 동기유발을 한다.

⑥ **개인적 관심 증대**: 개인적 밀착도를 증대시키며, 인격적으로 존중하고 자율성을 부여한다.

(4) 임파워먼트의 효과

① 구성원의 능력을 최대한 발휘, 직무에의 몰입 극대화

② 품질과 서비스 수준 향상

③ 고객의 관점에서 시장 대응이 신속하고 탄력적이 됨

④ 지시, 점검, 감독, 연락, 조정 등에 노력과 비용이 줄어들어 비용이 절감

1. 공식적 의사소통

①　　　향적 의사소통	지시, 각서, 편람(정책제시), 직무기술서, 구내방송, 게시판, 기관소식지, 성과피드백, 간행물
②　　　향적 의사소통	보고, 내부결재, 회의, 면담, 직장 여론조사, 제안제도
③　　　적 의사소통	사전협조제도, 사후통지제도, 회의, 회람, 위원회
대각적 의사소통	계층이 다른 개인 또는 부서 간에 이루어지는 의사소통(라인-스탭 간)

2. 비공식적 의사소통(그레이프 바인, 포도덩굴 의사소통)

우연히 임시적으로 모여 이루어지는 잘못된 정보나 근거없는 소문

특성	장단점
• 전달속도가 ④　　　 • 정보전달이 ⑤　　　적이고 임의적 • 공식적의사소통과 그레이프바인은 상호보완적 • 불안하거나 변화에 직면했을 때 사용 • 구성원의 50%가 이를 통해 직무정보 얻음 • 약 75%의 정확성을 보임	• 조직변화의 필요성 경고 • 조직문화의 창조 촉진 • 집단응집력 높이고, 인간적 유대감 형성 • 구성원 간 아이디어 전달 통로 • ⑥　　　성 떨어짐 • 나쁜 소문들은 빠른 속도로 확장

3. 의사소통 네트워크의 종류

Plus▼ 커뮤니케이션 네트워크

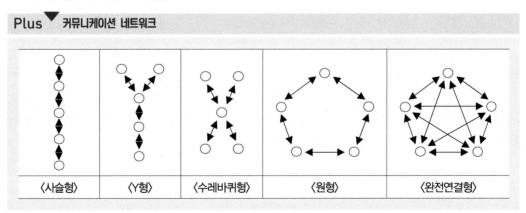

| 〈사슬형〉 | 〈Y형〉 | 〈수레바퀴형〉 | 〈원형〉 | 〈완전연결형〉 |

■ ① 하　② 상　③ 수평　④ 빠름　⑤ 선택　⑥ 정확

①___형 (②___형)	③___ 조직	• 조직 내에서 흔히 볼 수 있는 의사소통 네트워크 • 두 사람 사이에 의사소통하면서 릴레이 형식으로 정보를 전달 • 수직적 유형은 상하수직적인 명령권한 관계를 따라 최고관리자에서부터 가장 하위 계층의 부하직원에게로 이동, 하위 계층에서 상위 계층으로 흘러가는 의사소통 • 상위 계층의 리더에게 정보가 집중 • 사슬이 길수록 의사소통에 걸리는 시간이 ④___고 정보의 ⑤___ 발생 가능성이 큼
⑥___형	⑦___ 조직	• 수레바퀴형처럼 강력하지는 않지만 여전히 리더가 자신에게 보고를 하는 두 사람이나 집단 사이에 ⑧___자 역할을 하면서 의사소통을 가능하게 함(거꾸로 세운 나뭇가지) ㉾ 여러 영업팀이 지역사무소장에게 보고하고 소장이 자신의 상관인 본부 부사장에게, 부사장은 다시 사장에게 보고하는 경우
⑨___형 (⑩___형)	–	• 한 사람의 강력한 ⑪___가 있고 구성원이 그 리더와 의사소통하는 형태로 권한의 집중이 높음 • 이때 구성원 간에는 의사소통이 없으며 한 사람의 리더에게 정보 전달이 ⑫___됨 ㉾ 조직의 본부에서 모든 것을 통제할 때, 학교에서 교장과 직속의 여러 하급자들 간 의사소통의 형태 • 과업이 단순하다면 수레바퀴형 의사소통이 속도가 빠른 장점 • 구성원 간 정보공유가 이루어지지 않아서 만족도가 낮은 편
⑬___형	위원회	• 원형은 강력한 리더가 없이 구성원이 근접한 구성원과 동등한 입장에서 수평적으로 의사소통 하는 경우. 이때 구성원은 중심인물이 없으므로 상호작용이 분산되면서 수평적 의사소통을 하게 되어 모두가 의사결정자가 됨 ㉾ 위원회나 태스크포스 팀 조직 • 문제해결에 시간이 걸리는 편이지만, 구성원의 만족감은 비교적 ⑭___은 편
⑮___형	브레인 스토밍	• 원형을 확대한 것으로 강력한 리더가 없을 뿐 아니라 의사소통 경로에 제한을 두지 않아 구성원이 다른 모든 구성원과 자유롭게 의사소통하는 경우 • 가장 구조화되지 않은 유형으로 원형과 유사하지만 모두가 평등하게 의사소통의 제약을 받지 않는 특징이 있음 • 모두가 상호 정보교환을 하므로 구성원의 만족도가 매우 높은 편이지만, 문제 해결에 소요되는 시간이 오래 걸림 • 그러나 상황판단의 정확성이 높고, 복잡한 문제를 해결해야 하거나 창의적인 문제해결을 위해 브레인스토밍을 하는 경우에 적합함

① 사슬 ② 연쇄 ③ 라인 ④ 길 ⑤ 왜곡 ⑥ Y ⑦ 라인스탭 ⑧ 조정 ⑨ 수레바퀴 ⑩ 윤 ⑪ 리더
⑫ 집중 ⑬ 원 ⑭ 높 ⑮ 완전연결

1. 갈등의 개념

(1) 둘 이상의 행동주체 사이에 발생되는 대립적, 적대적 상호작용

(2) 두 개 이상의 욕구나 동기가 동시에 존재하여 생각이나 행위에 차이가 있을 때 일어나는 대립과정

2. 갈등의 기능

순기능	역기능
• 건설적 갈등은 조직의 발전과 쇄신을 가져옴 • 생동감 있는 조직이 되게 함 • 조직의 생산성을 증가시킴 • 조직의 안정성을 공고히 함 • 조직의 내적 응집성과 구성원의 충성심의 향상	• 변화와 쇄신에 저항 • 직원의 사기저하 • 조직의 위계질서 문란과, 관리통제를 어렵게 함 • 조직구성원의 편협성 조장 • 협동 파괴

3. 개인 간 갈등 대처방식(Thomas & Kilmann)

자기만족(자기주장)과 상대방 만족(양보) 차원의 조합에 따라, 5가지 갈등관리 유형으로 분류

유형	적용상황
①	• 양측의 관심사가 모두 중요하며 통합적 해결방안이 필요할 때 • 양측의 관여를 확보하려 할 때
②	• 논제가 다른 상대방에게 더욱 중요할 때 • 다음 논제에 대한 사회적 신용을 얻을 필요가 있을 때 • 상호관계 유지가 이익보다 더 중요할 때
강압	• 신속하고 결단성 있는 행동이 요구될 때 • 비용절감이나 규칙 강요와 같은 조치를 시행할 때
③	• 논제가 사소하고 다른 논제가 더 긴급할 때 • 사람들을 진정시키고 생각을 가다듬게 할 필요가 있을 때 • 노력에 비해 ④ 이 적다고 생각될 때
⑤	• 복잡한 문제에 대해 잠정적 해결이 필요할 때 • ⑥ 적 해결이 요구될 때 • 동등한 협상력을 가진 상대방과 상호 배타적인 목표를 달성하기 위해 노력할 때

■ ① 협력 ② 수용 ③ 회피 ④ 이득 ⑤ 타협 ⑥ 임기응변

4. 집단 간 갈등

(1) 집단 간 갈등의 원인
  ① 작업흐름의 상호 ①_____성
  ② 영역모호성
  ③ 권력 · 지위의 불균형
  ④ 가치의 차이
  ⑤ 자원의 부족과 분배의 불일치
  ⑥ 부문화의 정도(분업정도)

(2) 집단 간 갈등의 관리방법
  ① **직면**: 대면하여 입장을 밝히고 갈등의 원인을 규명하여 해결
  ② ②_____목표 설정
  ③ 자원의 확충
  ④ **제도화**: 직무분석에 의한 합리적 업무분담, 상 · 벌 · 승진 · 보상에 대한 규정과 절차 공식화
  ⑤ **권한계층**: 상급자의 권한 사용
  ⑥ 의사소통의 활성화
  ⑦ **조직구조의 혁신**: 로테이션, 인사교환, 상급조정자, 상설 조정기구 설치
  ⑧ **효과적인 갈등 조장**: 적정 수준의 갈등을 조장

5. 갈등관리 방안

(1) **문제해결**: 갈등 당사자들의 공동노력으로 원인이 되는 문제를 해결하는 것
(2) **회피**: 갈등이 야기 될 수 있는 의사결정을 보류, 갈등 상황이나 갈등 당사자와의 접촉 회피
(3) **완화**: 단기적 해소법으로 의견차이가 없는 것 같이 느끼도록 하고 사소한 의견의 일치와 공동 이익을 강조함으로써 갈등을 완화시키는 방법
(4) **강압**: 강력한 힘을 가진 경쟁자, 상관 등 권위를 가진 사람, 중재인이나 조정자를 이용
(5) **협상**: 갈등 당사자들이 그들의 대립되는 입장을 부분적으로 양보하여 해결
(6) **자원의 증대**: 희소자원으로 인한 갈등을 해소하기 위해 자원을 늘림
(7) **상위목표의 제시**: 갈등 당사자들이 공동으로 추구해야 할 상위목표를 제시함으로써 갈등 완화
(8) **상사의 명령**: 공식적인 권한을 가진 상사가 명령으로써 부하들의 갈등을 해소
(9) **대면적 접촉**: 갈등 당사자가 상호 대면하여 문제를 해결하는 방법
(10) **구조적 요인의 변화**: 인사교류, 업무배분의 변경, 조정기구/직위의 신설, 조직단위 합병 등
(11) **갈등에 대한 태도 개선**

---

① 의존 ② 공동

1. 팀웍과 협력

(1) 정의

① **팀**: 상호보완적 기능을 가진 소수의 전문가가 공동의 목표 달성을 위해 함께 일하는 사람으로 구성된 조직

② **팀웍**: 팀 구성원이 공동목표 달성을 위해 각자 역할에 따라 책임을 다하고 협력적으로 행동하는 것

(2) 팀 빌딩(team building)

① 조직 구성원이 개별적으로 업무를 수행하는 대신 상호의존적인 팀을 조직해서 함께 업무를 설계하고 수행하는 것

② 팀 구성원으로 하여금 조직의 목표 달성을 위해 조직의 미션을 공유할 뿐만 아니라 구성원이 서로를 신뢰하고, 지지하며, 서로의 개인차를 인정하여 응축된 집단으로 성장하는 것을 도와주고 촉진시키는 활동

③ 팀 구성원은 상호의존성이 높고, 권한과 책임을 공유, 공동의 목표를 위해 일하며, 보상도 나눔

④ **효과**
　㉠ 상호결속력이 높고, 시너지를 냄으로서 개인적 성과를 합한 것보다 더 많은 성과를 냄
　㉡ 문제를 해결하는 업무과정에서 능력, 리더십, 자기계발, 긍정적인 의사소통을 향상

2. 조정

(1) 개념

① 둘 이상의 조직을 효과적으로 연계하여 적절한 상호작용을 통해 조직의 목적달성을 위하여 모든 부분의 활동을 ① _____ 조화시키는 것

② 즉, 조직의 공동 목표 달성을 위해 모든 활동을 집중하도록 ① _____화해주는 것

(2) 조직 내 조정기전(민츠버그)

② _____ 조정	위계적 관계에 있지 않은 개인들 사이의 비공식적 의사소통을 통한 조정 예 환자의 상태에 대한 정보를 의사, 간호사 등 의료진이 공유하는 것
③ _____ 감독	누군가가 다른 사람의 업무에 책임을 지고, 행동을 지시 감시함으로서 일어나는 조정방식 예 간호사의 간호보조인력에 대한 간호보조활동 지시
업무④ _____의 표준화	업무의 내용을 프로그램하거나 절차를 정해 놓은 기전 예 진료계획표
업무⑤ _____의 표준화	구성원에게 할당된 업무를 수행하기 위한 방법의 과정과 함께 기대성과를 구체화하는 것 예 욕창예방간호활동을 매뉴얼화하고, 욕창발생률을 0%로 하는 것
업무자의 기술 표준화	업무과정이나 결과를 표준화할 수 없을 때 수행자의 훈련을 통해 이루어짐 예 간호부서에서 핵심간호술의 표준을 만들어 일관된 기술을 훈련

(3) 간호사의 역할 확대와 조정

① **질 관리 간호사**: 병원 전체의 질 관리 업무를 기획, 조정, 수행, 평가하는 역할

② **진료협력센터 간호사**: 내부로 관련 직종 및 관련부서와 연계하고, 외부로 지역사회 개원의와 조직 간 환자진료 의료의 조정역할

③ **보험심사간호사**: 진료비 심사결과를 분석한 후 심사기관에의 이의신청 및 심사청구를 하며, 해당 부서에 전달교육과 필요한 조치 등에 대해 협의 조정

---

① 통합 ② 상호 ③ 직접 ④ 과정 ⑤ 결과

Chapter 1 통제의 이해

1. 통제의 개념

    (1) 목표를 위한 활동이 계획한대로 실시되었는가를 확인하고, 계획과 실제로 실시한 것 간에 차이가 있다면 이를 최소화하는 관리활동

    (2) 통제활동의 기준은 ①_____단계에서 설정한 목표가 되며, ①_____과 밀접한 관계

    (3) 통제는 관리의 모든 과정을 통해 수행되며, 지휘기능의 연속선상에 있음

2. 통제의 목적(필요성)

    (1) 조직의 목표 달성

    (2) 불확실한 환경변화에 대응

    (3) 조직 규모의 대형화로 인한 조직의 복합성에 대처

    (4) 분권화와 권한위임의 확대에 따른 관리

    (5) 구성원 능력의 한계

    (6) 비용효과적인 의료관리의 필요성 증대

    (7) 외부평가의 강화

---

① 기획

3. 통제의 원칙(유의점)

(1) ① _____ 상황에 맞게 설계되어야 하며 활동 상태를 반영해야 함

(2) 작업의 초기와 각 중요시점에 모니터링 체계의 가동

(3) 융통성 있는 대안이 마련되어야 함

(4) 잠재적, 실제적 차이는 신속히 보고되어야 함

(5) ② _____ 문화에 알맞은 체계여야 함

(6) 경제적이면서 미래지향적이어야 함

(7) 업무의 책임소재를 확인하고, 교정행동이 가능해야 함

(8) 이해가능한 통제여야 함

(9) 객관적이고 정확한 통제기준을 마련하여 목적적이어야 함

(10) 계획을 반영해야 함

4. 통제의 과정

| ③ _____ 설정 | ⇨ | ④ _____ 측정 | ⇨ | ④ _____ 비교 | ⇨ | 수정활동 |

5. 통제기법

(1) **재무적 통제**: 비용효과분석(CEA), 비용편익분석(CBA), 예산평가

(2) **관리감사제도**: 효율적인 관리체계, 질 관리

(3) **인적자원 회계**: 인력정책, 성과평가, 교육훈련을 통한 능력개발, 직원훈육

■ ① 특수 ② 조직 ③ 표준 ④ 성과

1. 개념

환자에게 전달되는 서비스를 조절, 감시, 평가하는 데 이용되는 행위로, 설정된 표준이나 기준 또는 규격에 잘 맞도록 관리하는 것

2. 의료의 질 구성요소

효과성	건강수준의 향상에 기여한다고 인정된 의료서비스 결과의 산출 정도
①	특정한 건강수준을 획득하는 데 사용된 자원(비용)의 소모 정도
②	시간이나 거리 등의 요인에 의하여 의료서비스의 이용에 제한을 받는 정도
③	필요한 서비스를 제공할 수 있는 여건의 구비 정도
④	의료의 효과에 대한 환자와 환자가족의 기대
⑤	비용에 대한 상대적인 의료의 효과 또는 편익
적합성	대상 인구집단의 요구에 부합하는 정도
형평성	보건의료의 분배와 혜택에서 공정성에 입각하여 균형을 맞춘 상태
⑥	의료서비스의 시간적 · 지리적 연결 정도와 상관성
⑦	의료서비스에 대한 이용자의 만족 정도
기술수준	의료서비스의 기술적 수준
쾌적한 환경	편리하고 안락한 의료 환경

① 효율성 ② 접근성 ③ 가용성 ④ 수용성 ⑤ 적정성 ⑥ 지속성 ⑦ 이용자만족도

3. 질 보장(QA)과 총체적 질 관리(TQM)

특징	질보장(QA)	총체적 질 관리(TQM)
목적	• 환자진료의 질 향상 • 문제의 발견과 해결 • 특정범위를 벗어난 결과를 초래한 개인과 특별한 원인 규명	• 환자를 포함한 ①_____ 고객에 대한 모든 서비스와 진료결과의 질을 개선 • 문제가 확인되지 않더라도 지속적인 질 향상의 추구가 목적 • 주로 특정원인보다 일상적 원인에 보다 더 주목함
범위	• 임상의료의 과정 및 결과 • 환자에게 취해진 활동	• 임상, 비임상을 ②_____ 포함한 과정 및 방법이 대상 • 진행과정의 개선을 위해 취해진 ①_____ 활동
리더십	• QA위원, 임상 리더, 임상 각 과장	• ①_____ 임상 및 비임상부서의 리더
초점	• 부서나 진료과별의 ③_____적인 검토 • 표준에 미달하는 사람들을 교육, 감사 • 결과를 중시	• 결과에 영향을 주는 ①_____ 진행과정과 사람들을 향상시키도록 ④_____적으로 초점을 두고 검토 • 소수의 미달부분이 아닌 ①_____ 사람의 업무수행을 개선 • 과정을 향상시키기 위한 예방과 계획 • 과정과 결과를 중시
방법	• 의무기록 감사, 가설검증 • 지표감시 • 명목집단기법	• 지표의 모니터링과 자료 이용 • 명목집단기법, 브레인스토밍, 흐름도, 체크리스트, 히스토그램 등 다양한 방법
참여자	• QA 프로그램에 임명된 위원 • ⑤_____된 참여	• ⑥_____ 직원의 참여 • 과정에 관여하는 ①_____ 사람
결과	• 측정과 추적 포함 • 강조된 소수의 개인의 성과 향상 • 방어적 자세	• 측정과 추적 포함 • 과정에 참여한 개개인의 성과 향상 • 과정에 중점

■ ① 모든 ② 모두 ③ 수직 ④ 수평 ⑤ 제한 ⑥ 전체

4. 질 관리 분석 도구

① _____	• 특정업무 ②_____에 필요한 모든 ③_____를 도표로 표시한 것 • 업무 ②_____을 분석하고 개선하려고 할 때 유용 예 외래진료의 업무흐름도
④ _____	• 특정한 측정의 ⑤_____와 ⑥_____ 등을 막대그래프로 나타낸 도구 • 데이터 분포의 특징이 한 눈에 보임 예 내과의 시간대별 전화예약건수
⑦ _____	• 일의 결과/특성과 그에 영향을 미치는 ⑧_____이나 요인을 계통적으로 정리 한 것
⑨ _____	• 왼쪽부터 빈도가 높은 요인부터 순서 로 막대그래프를 그린 후, 막대그래 프 위에 누적량을 연결한 꺾은선 그래 프를 동반한 그래프 • 상대빈도나 크기를 보여줌으로써 ⑩_____ 가능성이 높은 문제에 노력 의 초점을 맞추는 방법 • 관리력이 일정한 경우 가급적 효과가 ⑪_____은 부분에 중점적으로 투입하 기 위한 분석방법

■ ① 흐름도 ② 과정 ③ 단계 ④ 히스토그램 ⑤ 빈도 ⑥ 비율 ⑦ 인과관계도 ⑧ 원인 ⑨ 파레토차트
⑩ 개선 ⑪ 높

런차트	• 일정기간 동안 업무과정의 성과를 측정한 관찰치를 통하여 ① _____ 이나 ② _____ 을 조사할 목적으로 사용 • 중재전후의 성과와 영향을 비교가능하고, 과정에서 가장 중요한 변화에 초점을 맞추어 경향을 예측하는데 유용한 정보 제공	
③ _____	• ④ _____ 와 ⑤ _____ 을 조사함으로써 업무수행과정에서 발생되는 문제를 지속적으로 관찰하고 조절하여 이를 향상시킬 목적으로 사용 • 평균, 관리상한선과 관리하한선 표시, 관리범위를 벗어난 경우 ④ _____ 의 ⑤ _____ 파악 필요	
⑥ _____	• 측정치에 대한 실제적 수행정도와 기대되는 수행정도 간 ⑦ _____ 보여줌 • 조직의 ⑧ _____ 점과 ⑨ _____ 점의 집중상태를 시각적으로 쉽게 볼 수 있음	
산점도	• 두 변수간의 ⑩ _____ 관계 확인에 사용	

① 업무흐름 ② 경향 ③ 관리도 ④ 변이 ⑤ 원인 ⑥ 레이더차트 ⑦ 차이 ⑧ 강 ⑨ 약 ⑩ 상관

5. 질 향상 활동과정

7단계	10단계	
1. 문제발견	1. 문제발견	문제평가
2. 우선순위 결정	2. 개선주제 우선순위결정	
3. 문제분석 – 문제 정의/진단	3. 문제분석 – 문제 정의	
4. 질 관리 연구(문제심층연구) – 원인분석	4. 자료수집 – 문제 중심으로 실제 현황조사 5. 결과분석/비교 – 문제/성격/원인파악 & 성과와 비교/차이인식	
5. 개선과제 규명과 활동계획 수립	6. 개선과제 규명 7. 표준 설정 8. 질 개선계획 수립	문제개선
6. 개선과제 수행	9. 개선과제의 수행	
7. 지속적 모니터링과 문제의 재평가	10. 모니터링 및 결과평가	

6. 질 향상 활동방법

(1) ① _____(Deming cycle)

   ① 지속적인 품질 개선을 위한 변화를 수행하는 과정모델

   ② 실제 현장에서 신속하게 소규모로 변화를 테스트할 수 있고, 또 무엇이 일어났는지
를 관찰하고 필요한 만큼 변화를 조정하며, 대단위 규모로 실행해야 할 상황 이전에
테스트를 통해 다시 도전할 수 있는 방법을 제공

② ( )	문제발견, 문제를 기회로 인식, 변화 계획을 세우는 단계
③ (.)	변화를 실행하고 검증하는 단계(소규모 시범적용이 좋음)
④ (.)	선별된 변화업무 프로세스를 검토, 결과를 측정하고 계획과 비교 검토
실행(act, 개선)	실행과 확인 단계에서 입증된 변화를 공식화

▌ ① PDCA Cycle ② 계획(plan) ③ 시행(do, 실행) ④ 점검(check, 확인)

(2) FOCUS PDCA

발견(find)	개선이 필요한 과정을 발견하는 것 (개선과제 발견)
조직(organize)	과정을 파악하고 있는 팀을 조직하는 것 (팀 구성)
명확화(clarify)	과정에 대한 현재의 지식을 명확히 하는 것 (문제의 명확화)
이해(understand)	과정에서 변화가 필요한 이유를 이해하는 것 (이해)
선택(select)	개선이 필요한 조치사항을 선택하는 것 (선정)
계획(plan)	개선이 필요한 영역을 규명하고 개선과 자료를 수집하여 변화를 계획
시행(do)	개선, 자료수집, 자료분석을 실행하는 것
점검(check)	실행을 통해 개선과정의 자료를 점검하는 것
실행(act)	결과를 유지하면서 개선활동을 지속하는 것

(3) ① _____ (_____)

① 고객만족과 품질혁신을 달성하기 위해 모든 프로세스에서 ② _____이 되도록 하여 고객이 만족하고 감동할 수 있는 수준까지 의료의 질을 계속 향상시키는 기법

② 통계적 척도를 사용하여 프로세스의 품질을 정량적으로 평가하고 개선하는 체계

③ 문제를 구체적으로 정의하고, 현재수준을 계량화하고, 평가 분석한 다음, 개선하고 이를 유지 관리하는 기법(DMAIC)

(4) ③ (_____)

① 프로세스에서 ④ _____ 유발요소를 철저히 제거하여 최소한의 자원만으로 더 간결하고 가치있는 프로세스로 개선하기 위한 프로세스 개선체계: 생산 흐름과 낭비 제거에 초점
예 불필요한 이동을 막기 위해 의료시설 재설계 등

② 핵심개념: 가치 중심의 효율성

린 6시그마	린의 직관적이고 강력한 낭비제거 도구를 취하고, 6시그마의 정밀한 관측과 체계적인 방법을 결합

① 식스시그마(six sigma) ② 무결점 ③ 린(lean) ④ 낭비

7. 간호의 질

(1) 개념

① 현행 전문지식의 범위 안에서 성취 가능한 수준에서 바라는 건강결과를 성취한 정도

② 일반적으로 인정된 양질의 간호실무에 대한 표준과 기대되는 결과의 일치정도

간호의 질	• 간호사에 의해 개별 환자에게 제공된 환자간호의 수월성 정도 • 대개 표준, 기준 및 지표의 일치정도를 말함
간호 ①	• 간호의 구조, 과정, 결과적 측면의 질을 평가할 수 있는 바람직한 수월성의 수준에 대한 요약적 진술 • 표준의 달성은 기준의 달성정도로 평가됨 예 • 신체기능이 회복, 유지된다. 　　• 수술의 합병증이 예방된다.
②	• 특정 표준의 성취정도를 측정할 수 있게 하는 관찰 혹은 측정 가능한 특정요소 • 간호중재나 환자행동 및 환자에게 나타난 임상현상에 대한 객관적 진술 • 하나 이상의 지표에 의해 평가됨 예 • 배뇨기능이 회복된다. 　　• 상처감염이 예방된다.
지표	• 특정 기준의 달성정도를 객관적으로 측정할 수 있게 하는 관찰 및 측정 가능한 요소 (임상진료영역의 자료인 경우: 임상지표) 예 • 배뇨관 제거 후 스스로 소변을 잘 본다. 　　• 상처에 분비물이 없으며, 깨끗하다.

■ ① 표준 ② 기준

(2) 간호의 질 향상을 위한 접근(Donabedian)

①_____적 접근	②_____적 접근	③_____적 접근
간호가 수행되는 환경, 구조, 사회적 수단을 평가	간호의 실제 수행 즉, 간호활동을 평가	간호수행 후 나타난 간호의 결과를 측정하는 것

• 목표, 철학, 정책, 절차
• 직무기술서, 조직구조
• 간호인력의 배치, 업무량
  – 인력의 수/종류/자격 등
• 재정, 시설, 장비, 물품
• 전문인력 교육 및 연구
  – 실무교육계획
  – 보수교육계획
  – 경력개발프로그램
	• 간호수행
	  – 의사소통
	  – 검사/투약/수술/의뢰
	  – 숙련성
	  – 간호사 태도, 간호기록
	  – 환자간호계획 등
	• 간호부서와 타부서와의 상호작용
	• 관리와 지도성
		• 질적간호: 건강상태, 자가간호 수준, 합병증 발생 유무, 사망률, 낙상률, 감염률, 욕창발생률
		• 비용
		• 환자와 간호사의 만족도

구분	장·단점
①_____적 접근	• 의료제공에 필요한 인적, 물적, 재정적 자원의 측면이 표준에 부응하는지 평가 • 간호의 질에 간접적 영향을 끼침 • 실제 질을 나타내는 데 제한점이 있음 : 과정적, 결과적 평가와 함께 사용
②_____적 접근	• 수행표준이 완성되었는지 여부에 초점을 두는 직무중심적 경향이 큼 • 나타난 결과를 바로 교정가능하나, 정확한 간호표준이 없는 경우 평가 어려움 • 간호사의 간호행위에 초점을 맞추는 평가와 환자가 받은 간호에 초점
③_____적 접근	• 시간이 많이 걸리고, 측정시기의 적정기준에 어려움

■ ① 구조 ② 과정 ③ 결과

(3) 간호평가 방법

구분	① 평가	소급평가
평가시기	환자의 입원 중 혹은 간호행위 중	환자의 퇴원 후 혹은 간호행위 후
평가방법	② 환자 기록감사, 직원/환자 관찰, 직원/환자 면담, 간호사/환자/보호자 집단회의	퇴원환자 기록감사, 퇴원환자 설문지, 퇴원환자 면담, 간호직원회의
장단점	• 결과를 즉시 해당 환자의 간호계획에 반영 • 환자만족도와 간호의 질을 향상	• 비용이 적게 들고, 결과를 다른 환자의 간호계획에 반영하여 간호의 질 향상 • 간호행위를 수정할 기회 없음

8. 의료기관 인증제도

(1) 목적 및 시행대상

① 보건복지부장관이 의료의 ③   과 ④   의 수준을 높이기 위해 병원급 의료기관에 대해 실시할 수 있음(「의료법」 58조, 2011년부터 시행)

② 병원급 의료기관은 ⑤   적으로 인증 신청하나, 요양병원은 ⑥   적으로 신청. 단, ⑦   병원, ⑧   병원, ⑨   병원, 연구중심병원, 외국인환자유치 의료기관, 재활의료기관은 병원지정의 필수 조건임

(2) 인증방법

① **인증기관**: 의료기관평가인증원(위원은 보건복지부 장관 임명)

② **인증주기**: ⑩   년

③ **인증 유효기간**: ⑪   년

④ **조사방법**: 추적조사방법 (개별환자 추적조사와 시스템 추적조사)

⑤ **인증결과**: 인증, 조건부 인증(⑫   년 내에 재인증), 불인증

⑥ **이의신청**: 통보받은 날로 ⑬   일 이내

① 동시 ② 입원 ③ 질 ④ 환자안전 ⑤ 자율 ⑥ 의무 ⑦ 상급종합 ⑧ 전문 ⑨ 수련 ⑩ 4 ⑪ 4 ⑫ 1 ⑬ 30

(3) 인증기준(「의료법」 58조의 3)

　　① 환자의 　①　　 와 　②　

　　② 의료기관의 의료서비스 질 향상 활동

　　③ 의료서비스의 제공과정 및 성과

　　④ 의료기관의 조직 · 인력관리 및 운영

　　⑤ 　③　　 만족도

(4) 인증기준의 틀(4주기) 2023~2026

기본가치측면	환자진료측면	조직관리측면	성과관리측면
1. 환자안전보장활동	2. 진료전달체계와 평가	7. 질 향상 및 환자안전활동	13. 성과관리
⇩	⇩	⇩	
	3. 환자진료	8. 감염관리	
	⇩	⇩	
	4. 의약품관리	9. 경영 및 조직운영	
	⇩	⇩	
	5. 수술 및 마취진정관리	10. 인적자원관리	
	⇩	⇩	
	6. 환자권리존중 및 보호	11. 시설 및 환경관리	
		⇩	
		12. 의료정보/의무기록관리	
▼	▼	▼	▼
Ⅰ. 기본가치체계	Ⅱ. 환자진료체계	Ⅲ. 조직관리체계	Ⅳ. 성과관리체계

■ ① 권리 ② 안전 ③ 환자

(5) 인증 조사기준의 이해 [환자안전 범주]

1.1. 정확한 환자확인

(1) 환자확인방법

① 확인 과정의 환자 참여: 개방형 질문

② 최소한 ①___ 가지 이상의 지표(indicator) 사용: ②_____, ③_____, 등록번호 등

③ 환자의 병실 호수나 위치를 알리는 지표는 환자확인 지표로 사용 불가

④ 모든 상황과 장소에서 ④___ 된 환자확인 방법 적용

⑤ 환자가 의식이 없거나 의사표현이 어려운 경우에는 별도의 환자확인 방법 적용

(2) 환자확인 필요 시점: 의약품 투여 전, 혈액제제 투여 전, 검사 시행 전, 진료, 처치 및 시술 전

1.2 의료진 간 정확한 의사소통

(1) 구두처방절차

정확한 환자확인 → 받아 적기 → 되읽어 확인하기 → 처방한 지시자가 정보의 정확성 확인하기
→ 의사의 구두처방에 대한 24시간 이내 처방

1.3 수술 시술의 정확한 수행

(1) 규정 포함내용: 수술/시술 표시 대상, 표시제외 대상, 환자 참여, 표시방법, 수술/시술 전 확인 절차, 시작 직전 확인 절차

(2) 환자 참여하에 수술/시술 부위 표시

• 좌·우 구분 되는 부위, 다중구조(손가락, 발가락), 다중수준(척추)의 모든 부위 표시

• 수술부위 절개 직전 수술부위 표시가 보여야 함

(3) 수술/시술 전 확인 절차: 환자 이동 단계별 확인절차를 마련하고, 체크리스트 활용 가능

(4) 수술/시술 시작 직전 확인 과정: 수술팀원과 함께 환자, 수술부위, 수술명에 대해 구두 확인과정을 시행하며, 가능하면 마취유도 전에 수행하고 환자를 ⑤___ 시킴

① 두 ② 환자이름 ③ 생년월일 ④ 일관 ⑤ 참여

9. 균형성과표(Balanced Score Card, BSC, Caplan & Norton)

(1) 과거의 성과에 대한 재무적인 측정지표에 추가하여, 미래성과를 창출하는 동인(driver)에 대한 비재무적 측정지표를 통해 미래가치를 창출하도록 하는 새로운 성과측정 시스템

(2) **성과측정지표**: 기업의 가치창출의 근원에 대한 새로운 시각(무형자산가치 반영)

①_____ 관점	매출이나 수익성 측면에서 어느 정도의 성과를 달성했는지를 나타내는 것(수익증가율, 원가절감, 관리비용 감소율 등)
②_____ 관점	고객을 기관의 수익 창출과 연관시키기 위한 전략에 집중하고 프로세스를 변화시키며 조직의 역량을 모으는 데 초점을 맞춘 것(고객만족도, 전화응대만족도, 환자상담건수, 고객유지율 등)
③_____ 관점	핵심 프로세스 및 핵심역량을 규명하는 내부 업무 프로세스의 개선과 관련된 개념(간호의 질 평가, 병동내 업무개선 건수, 투약오류 발생률, 욕창발생률, 낙상발생률, 안전사고 발생률, 비정규직원 인력 비율, 병상가동률등)
④_____ 관점	미래지향적 관점으로, 기업의 장기적인 잠재력(직원1인당 교육비, 해외연수 건수 등)

※ 재원일수 단축률은 재무적 관점, 내부 프로세스 관점 둘 다 답이 될 수 있다!!

■ ① 재무적 ② 고객 ③ 내부 프로세스 ④ 학습과 성장

1. 개념

(1) 의료제공과정에서 오류의 예방 및 오류로 인하여 환자에게 발생하는 손상의 제거 및 완화, 또는 의료와 관련된 불필요한 위해의 위험을 최소한으로 낮추는 것

(2) 오류의 가능성의 최소화하고 오류가 발생했을 때 이를 차단할 가능성을 최대화할 수 있게 운영시스템과 프로세스를 설정하여 환자안전을 보장하는 것

2. 환자안전과 관련된 주요 개념

구분	정의
①_____사건	환자에게 불필요한 위해를 주었거나 줄 수 있었던 사건이나 상황을 말한다.
①_____사고	보건의료인이 환자에게 보건의료서비스를 제공하는 과정에서 환자안전에 위해가 발생하였거나 발생할 우려가 있는 사고(환자안전법 제2조)를 말한다.
위해(harm)	신체의 기능 또는 구조의 장애나 이로부터 발생한 모든 해로운 효과(질병, 손상, 고통, 장애, 사망을 포함)를 말한다.
②_____사건	환자가 가지고 있는 질병이 아닌 의학적인 처치에 의하여 발생한 손상을 가져온 사건을 말한다.
③_____사건	사망 혹은 심각한 신체적, 정신적 손상과 관련된 예측되지 않은 사건의 발생과 이를 초래할 위험이 있는 사건
오류(error)	오류(error)란 바람직하지 못한 결과를 가져오거나 그럴 가능성이 높은 것으로, 잘못된 것을 행하거나 해야 할 것을 하지 않는 것을 포함한다. 이러한 오류들은 여러 유형으로 구분될 수 있는데, 인지심리학에서는 빠뜨림과 실수라는 용어를 구분하여 사용한다.
④_____(_____)	현재의 의학적 지식 수준에서 예방 가능한 위해사건 혹은 근접오류를 말한다.
⑤_____(_____)	의료오류가 발생하여 환자에 대한 위해의 가능성이 있을 수 있지만, 회복 조치에 의해서 원하지 않는 결과가 예방된 경우를 말한다. 즉 환자에게 위해를 가져오지 않는 사건을 말한다.
빠뜨림/착오(slips, lapse)	주의가 산만하거나 피로, 스트레스 등으로 인해 올바른 행동 절차의 부정확한 수행에서 비롯된 것을 말한다.
실수(mistake)	경험이나 훈련의 부족, 불충분한 지식 등으로 인해 정보를 올바르게 해석하지 못하거나, 잘못된 규칙을 적용하여 옳지 않은 행동 절차를 수행함으로써 발생하는 것을 말한다.

※ 위험관리: 위험요인을 식별, 분석, 평가, 통제하는 일에 대한 관리정책, 절차, 실무의 체계적인 적용

■ ① 환자안전 ② 위해 ③ 적신호 ④ 의료오류(medical error) ⑤ 근접오류(near miss)

3. 환자안전의 원칙

(1) ①_____모형: 시스템적 접근으로, 시스템의 여러 층위에 있는 결함이 어떻게 실수나 사건으로 연결되는지 묘사한 모델(시스템과 프로세스의 변화로, 잠재적 오류 최소화)

(2) ②_____ 법칙: 대형사고가 발생하기 전에 그와 관련된 수많은 경미한 사고와 징후 들이 반드시 존재한다는 것을 밝힌 법칙(사소한 문제 발생 시 원인파악/시정조치로 대형사고 예방)

4. 환자안전의 접근방법

③_____(_____)	오류유형과 영향분석(FMEA)
④_____적	전향적
사고가 일어난 ⑤___, 위해사건이나 다른 중대사건에 잠재되어 있는 우연한 또는 원인이 되는 요인들을 찾아내는 구조화된 과정(4단계)	오류가 발생하기 전에, 진료과정의 각 단계에서 발생할 수 있는 여러 가지 문제점을 확인하여 개선하도록 하는 체계적인 방법(8단계)

5. 의료기관 환자안전 활동

(1) 환자안전 보고체계 구축

① 목적: 오류로부터 경험을 공유하는 것. 즉, 경험으로부터 배우는 것

② 환자안전 보고시스템의 요건: ⑥_____성, ⑦_____성, 전문가 분석, ⑧_____성, ⑨_____성, 반응성

(2) 환자안전관리 시스템 구축

(3) 표준매뉴얼 개발과 보급

(4) 환자안전문화의 구축

■ ① 스위스 치즈 ② 하인리히 ③ 근본원인분석(RCA) ④ 후향 ⑤ 후 ⑥ 비처벌 ⑦ 독립 ⑧ 적시
⑨ 시스템 지향

6. 환자안전법/시행규칙

- 환자의 보호 및 의료 질 향상에 이바지함을 목적으로 함
- 보건복지부 장관은 환자안전종합계획을 5년마다 수립 시행
- 환자안전사항 심의 위해 국가환자안전위원회를 둠: 17명 이내(위원장 포함)
- 일정규모 이상의 병원급(200 Bed 이상의 병원급, 종합병원은 100 Bed 이상) 의료기관은
  1) 환자안전위원회 설치 운영: 5명 이상~30명 이하
  2) 환자안전 전담인력을 두도록 함

200 Bed 이상 병원	100 ~ 500 Bed 미만 종합병원	500 Bed 이상 종합병원
① ___ 명 이상	② ___ 명 이상	③ ___ 명 이상

  ※ 자격: 간호사/의사/치과의사/한의사/약사 면허 취득 후 3년 이상 보건의료기관 근무한 자, 전문의 자격 있는 자
- 전담인력은 환자안전활동에 관한 교육을 정기적으로 받아야 함: 매년 ④ ___ 시간 이상
- 의료기관의 장은 환자안전 및 의료 질 향상을 위하여 특히 필요하다고 인정하는 경우에는 전담부서를 설치ㆍ운영할 수 있다
- 보건복지부장관은 환자안전을 위하여 제14조에 따라 보고된 환자안전사고에 관한 정보와 제15조 및 제15조의2에 따라 수집한 자료의 조사－연구와 그 공유에 필요한 환자안전사고 보고－학습시스템을 구축하여 운영하여야 한다.
- 보건복지부장관은 보고학습시스템의 운영을 대통령령으로 정하는 바에 따라 전문기관(제8조: 중앙환자안전센터＝의료기관평가인증원)에 위탁할 수 있다.
- 환자안전사고를 발생 시켰거나 발생한 사실을 알게 된 보건의료인, 보건의료기관의 장, 전담인력, 환자, 환자 보호자가 자율적으로 보고할 수 있다.
- 보건의료기관의 장은 해당 보건의료기관에 속한 제14조에 따라 환자안전사고를 보고한 자에게 그 보고를 이유로 해고, 전보나 그 밖에 신분이나 처우와 관련하여 불리한 조치를 할 수 없다.

① 1 ② 1 ③ 2 ④ 12

Chapter 1 | 간호단위관리

1. 간호단위관리

쾌적하고 효율적인 물리적, 인간적 환경을 조성하여 환자에게 가장 적절한 간호를 제공해 줌으로써 가능한 한 신속하게 건강을 회복시키는 데 초점

2. 간호단위관리자의 역할

직접환자간호, 환자간호관리, 간호요원관리, 운영관리, 교육 및 연구

Chapter 2 | 간호단위관리의 실제

1. 환자 관리

(1) 입원 시 환자관리

(2) 입원 중 간호관리

환자의 권리	환자의 의무
• ① 받을 권리 • ② 권리 및 ③ 권 • ④ 을 보호받을 권리 • ⑤ 을 신청할 권리(한국의료분쟁 조정중재원)	• 의료인에 대한 신뢰 존중의무 • 부정한 방법으로 진료받지 않을 의무

(3) 전과 · 전동 시

① 관리: 담당의사 전과여부 결정(전과의 필요성, 전과되는 진료과, 전과사유, 지정의)

② 간호: 환자에게 전과 · 전동 사실 설명

■ ① 진료 ② 알 ③ 자기결정 ④ 비밀 ⑤ 상담 조정

(4) 퇴원 시 환자 관리

① 환자에게 차후 적절한 수준의 간호나 환자의 정상적인 생활로 속히 돌아 갈 수 있도록 체계적으로 고안된 프로그램

② ___①___ 시부터 퇴원계획 시작

③ 퇴원관리 내용

ㄱ 계속적인 치료나 간호가 필요한 부분의 환자 및 가족 교육

ㄴ 퇴원 후 복용 약물에 대한 교육(목적, 효과, 용량, 방법, 보관법, 부작용 등)

ㄷ 자가간호에 필요한 지식과 기술 교육

ㄹ 퇴원 후 식이, 운동, 드레싱 물품 및 기타 추후관리에 대한 교육

ㅁ 외래 방문절차와 날짜 안내

ㅂ 가정간호나 지역사회 이용 가능한 기관 소개

ㅅ 퇴원 차트 정리 및 보관

④ 퇴원계획의 장점

ㄱ 질병의 재발, 재입원, 응급실 내원을 감소, 체류기간 감소

ㄴ 건강관리 인력자원과 서비스의 중복을 줄임

ㄷ 환자가 추후 간호관리의 필요성에 동의

ㄹ 지역사회 자원의 활용을 도움

2. 환경관리

(1) 환경관리 요소

안전성, 위생성, 안정성, 심미성, 프라이버시 유지, 온도, 환기, 채광, 소음관리, 공간의 유용성과 적용가능성

구분	내용
소음	• 병실: ___②___ dB 유지 • 간호사실, 준비실, 처치실: 40dB 이하

채광 및 조명	• 조명
	  −누워있는 환자는 머리 뒷부분 벽의 간접조명이 좋음
	  −일반병실의 조도: ___③___ Lux 유지, 처치등을 켰을 경우 200Lux
	  −일반병동의 처치실과 중환자실(처치시): 400Lux

온도와 습도	• 온도 및 습도: 18~23℃, 35~75%(4~0~60%)
심미적 환경	• 색상: ___④___ 은 명도, ___⑤___ 은 채도
프라이버시 유지	• 대상자의 인격을 존중, 사적인 문제나 환자정보에 대한 비밀유지 • 간호수행 시 커튼, 스크린을 이용하여 대상자의 신체노출을 피함

■ ① 입원 ② 30 ③ 100 ④ 높 ⑤ 낮

(2) 의료기관 시설기준(의료법 시행규칙 [별표 4])

① 음압격리병실 구비 의무화

구분	적용대상	신층죽
음압격리병실 (전실/음압시설 갖춘 1인실원칙)	300병상 이상 종합병원	300병상당 1개 +추가 100병상당 1개 (1인실, 면적 15㎡)
격리병실 (1인실 원칙)	300병상 이상 요양병원	300병상당 1개 (화장실/세면시설 갖춤)

※ 중환자실에 음압격리병실을 설치한 경우에는 입원실에 설치한 것으로 봄

② 입원실 감염예방 시설기준 강화

구분	적용대상	신층죽
병실당 병상 수	의원/병원급	1병실당 최대 ① ____ 개 병상
	요양병원	1병실당 최대 6개 병상
병실면적	의원/병원급 요양병원	• 1인실: 10㎡ • 다인실: 6.3㎡/인
병상 간 거리	〃	병상 간 ② ____ m
손씻기/환기시설	〃	손씻기 및 환기시설 설치

③ 중환자실 감염예방 시설기준 강화

구분		적용대상	신층죽
병실면적	ICU	300병상 이상 종합병원	1인당 15㎡
	NICU		1인당 5㎡
병상간 거리		〃	벽에서 ③ ____ m 병상 간 2.0m
음압격리병실 (또는 격리병실)		〃	병상 10개당 1개 [최소 1개는 음압격리병실]
손씻기 시설		〃	병상 3개당 1개

■ ① 4 ② 1.5 ③ 1.2

3. 안전관리

(1) 안전관리에 관심을 기울여야 하는 대상자

① 시력, 청각 장애가 있는 경우

② 무기력한 상태의 환자(연령, 질병, 약물 등으로 인해)

③ 응급상황 시(심장마비, 뇌출혈, 경련 등)

④ 정신적, 감정적 변화로 판단력이 결핍된 경우

⑤ 부주의, 무관심, 건망증, 협조를 거부하는 경우

(2) 안전관리에 대한 간호단위관리자와 간호사의 역할

간호단위관리자 역할	간호사 역할
• 병동 안전교육 프로그램 계획 • 간호요원의 의견과 방안 수렴 • 간호사고 분석과 사고보고에 대한 대책 수립 • 간호요원의 규칙적 점검 • 안전관리를 위한 간호단위관리자와 간호사간의 책임을 명확히 함	• 병동안전에 대한 주의사항 준비 & 환자에게 교육 실시 • 화재발생 예방 및 대처방안 교육 및 숙지 • 안전교육, 사고분석, 대책수립에 적극참여 • 기구나 기계의 규칙적 점검

(3) 화재 예방 및 대처방안

①_____ 울림 → ②_____ 잠금 → 환자대피 → 중요서류운반 → 환자 수와 상태 확인

① ③____ 환자부터 ④____ 환자, 보호자, 방문객, 구성원 순으로 대피

② 화재발생 병실에서 옆 병실 순으로 대피

③ 대피 시 승강기 탑승을 금지하고, 거동가능자는 비상계산을 이용하여 대피

④ 부동환자는 화재 반대편 엘리베이터를 이용하여 대피

(4) 낙상고위험군 환자

① 낙상 위험군 사정결과 해당 점수 환자

② 무의식환자, 혼미한 환자, 정서불안환자, 경련우려가 있는 환자

③ 시력, 청력장애 등 감각지각 이상 환자

④ 항우울제, 항불안제, 항정신치료제, 최면진정제, 이뇨제등을 복용하는 환자

⑤ 당일 수술환자

⑥ 낙상의 기왕력이 있는 환자

⑦ 현기증, 체위성 저혈압 환자

---

① 화재경보 ② 산소통 ③ 경 ④ 중

(5) 수혈 안전관리

① 혈액은행에서 혈액을 가져올 때 혈액과 수혈기록표를 대조하여 혈액번호, 혈액형
(ABO, Rh), 혈액의 유효기간을 확인한다.

② 혈액은행에서 가져온 혈액과 수혈기록표를 ①_____와 ②_____(의료인 ③__인)
가 다시 한 번 차트와 대조하여 확인하고 각각 서명한다.

③ 수혈 시 환자의 성명과 혈액형, 혈액번호를 반드시 확인하여야 하며, 환자가 직접 본
인의 성명과 혈액형을 말하도록 하고, 무의식 환자인 경우 보호자에게 확인한다.

4. 감염관리

(1) 병원감염의 개념(의료관련 감염)

① 의료과정에서 발생하는 모든 감염으로, 내원 당시에는 없었던 감염이 입원이나 진
료·치료과정과 관련하여 발생하는 경우를 의미. 증상의 발현 시기는 보통 입원

② 치료 48시간 이후, 퇴원 후 14일 이내, 수술과 관련된 경우에는 퇴원 후 30일 이내
(이식물 삽입수술의 경우에는 1년 이내)에 발생하는 감염을 포함

(2) 원인

내인성	병원 감염의 2/3(환자 자신의 면역력 저하로 인함)
외인성	30% 정도(의료인, 환경요인, 의료기구에 의한 전파) - 질 관리 활동의 주요 대상

(3) 병원감염의 양상

원인병원체	④_____균(50~70%) → 포도상구균(10~20%) → 연쇄상구균, 진균
발생부위별	⑤_____ 감염 → 수술 후 창상 감염 → 호흡기계 감염 → 패혈증 (30~40%)　　　　　(20~25%)　　　　　(10~20%)　　　(5~15%)

(4) 감염관리: 건강관리시설에서의 병원감염 발생률을 감소시키는 제반활동

① 감염관리체계 확립

ㄱ 감염관리 정책과 우선순위 정함

ㄴ 병원감염조사 실시하여 병원감염의 실상 파악

ㄷ 우선순위 결정하여 병원감염관리 사업이나 교육 진행 등 병원감염발생 감시체계 구축

② 감염관리를 위한 세부적인 규칙이나 지침 수립

③ 병원직원들에 대한 지속적인 교육사업 유지

④ 감염관리 전문간호사 배치: 병원감염 감시와 감염관리 교육

⑤ **직원의 감염관리**: 예방접종, 감염노출직원 관리, 정기건강검진, 신규 채용검사

(5) **감염환자관리**

방식	질병	방법
표준주의	• 모든 환자 처치 시	• 손씻기, 장갑, 마스크 등, 가운, 환자처치기구
① ____ 주의	• 세균성이질, A형간염, 로타바이러스, 장출혈성 대장염 • 다제내성균: MRSA, VRE, C.difficile 등	• 접촉에 의한 감염 방지 • 장갑, 가운/앞치마 착용, 병실 나오기전 손 씻기 등
② ____ 주의	• ③ ____, ____, ____ (수막알균 감염)	• ④ ____ 병실 사용 • 특수환기장치(6~12회/시간 공기 순환)(신규시설은 시간당 12회 이상 권장) • 모든 출입자는 ⑤ ____ ( ) 착용
⑥ ____ 주의	• 디프테리아, 백일해, 풍진, adenovirus, 인플루엔자, 유행성이하선염, 성홍열	• 독방/코호트 격리가 어려울 경우는 타 환자와 1m 이상 거리 둠 • 특수환기장치 필요없고, 문 열어도 됨 • 1m 안에 있는 경우 마스크 착용
⑦ ____ 주의	• B형간염, C형간염 • HIV, AIDS, 매독	

■ ① 접촉 ② 공기전파 ③ 홍역, 수두, 결핵 ④ 음압격리 ⑤ 특수마스크(N95) ⑥ 비말전파 ⑦ 혈액

(6) 의료감염 예방관련 「의료법」(의료법 제47조 및 시행규칙 제43조~46조)

일정규모 이상의 병원급 의료기관의 장은	
1) 감염관리위원회, 감염관리실 설치 운영	• ①＿＿＿ Bed 이상의 병원급 의료기관 • 위원회: 7명 이상~15명 이하 • 병원감염대책/예방계획/감염관리요원선정 등 심의
2) 감염관리실의 운영	• 감염관리실: 감염관리실(종합병원, ②＿＿＿개 이상의 병상을 갖춘 병원, 치과병원 또는 한방병원만 해당한다)에 두는 인력 중 1명 이상은 감염관리실에서 전담 근무해야 한다. • 병원감염발생 감시/실적분석평가/직원교육등 업무
3) 전담인력을 두어야 함	• 감염관리 경험과 지식이 있는 의사/간호사/의료기관 인정자 (각 인력별 최소 1명 이상 배치) • 배치기준: 직종별, 의료기관별, 병상수별 기준
4) 의료인/의료기관 종사자에게 정기적으로 교육을 실시	• 감염관리실 근무인력 교육: 매년 ③＿＿＿시간 이상
5) 감염병 유행시 환자/보호자/ 의료인/의료 기관 종사자/ 경비원 등에게 정보 제공	• 의료기관의 장은 감염병이 유행하는 경우 해당 의료기관 내에서 업무를 수행하는 사람에게 감염병 예방 교육 교육을 2회 이상 실시해야 한다.

■ ① 100 ② 150 ③ 16

5. 물품관리

(1) 물품의 분류와 적정 기준량 설정

구분	분류기준	적정기준량
비품	• 영구적으로 사용할 수 있는 고정품과 비소모품 • 1년 이상 사용하는 고가의 물품	①_____수 기준
소모품	• 정기적으로 사용하는 품목으로 주기적으로 청구 • 1년 이내 사용하는 저가의 물품	②_____수 기준

(2) 물품청구 및 공급

① 물품공급방법

방식		특징
정수③_____		• 사용빈도가 높고 소모량이 일정하며, 부피가 작은 물품 • 공급부서에서 정기적으로 정수량 만큼 공급하는 방법
정수④_____		• 사용빈도가 높은 물품 중 부피가 많이 차지하는 품목에 해당 • 공급부서에서 정기적으로 재고량 파악 후 사용량만큼 채워줌
청구	추가청구	• 사용빈도가 일정치 않거나 낮은 품목
	응급청구	• 응급상황 및 정수물품에 없는 물품 • 필요시마다 청구 가능, 청구시 즉시 불출

② 가치분석, 자동구매제도, 공동구매, 구매도덕

(3) 물품보관: 완전성, 안정성, 유용성, 청결성 보장 및 효율성 높게 배치(선입선출 등)

(4) 재고관리: 기준량 확보, 소모량 파악, 불필요한 물품 파악, 유효기간 관리

(5) 물품관리에 대한 직원교육

▌ ① 침상 ② 환자 ③ 교환 ④ 보충

6. 약품관리

(1) 마약관리

① 마약류 관리에 관한 법률

2조(정의)

1. "마약류"란 마약·향정신성의약품 및 대마를 말한다.

12조(사고 마약류 등의 처리)

① 마약류취급자는 마약류에 대하여 다음에 해당하는 사유가 발생하면 지체 없이 그 사유를 보고하여야 한다. 〈개정 2016. 2. 3.〉

1. 재해로 인한 ①_____ 2. ②_____ 또는 ③_____ 3. ④_____ · _____ 또는 파손

15조(마약류의 저장)

마약류나 예고임시마약류 또는 임시마약류를 취급하는 자는 다른 의약품과 ⑤_____ 하여 저장하여야 한다. 이 경우 마약은 ⑥_____ 장치가 되어 있는 견고한 장소에 저장하여야 한다.

30조(마약류 투약 등)

① 마약류취급의료업자가 아니면 의료나 동물 진료를 목적으로 마약 또는 향정신성의약품을 투약하거나 투약하기 위하여 제공하거나 마약 또는 향정신성의약품을 기재한 처방전을 발급하여서는 아니 된다. 〈개정 2019. 12. 3.〉

② 마약류취급의료업자는 마약 또는 향정신성의약품을 자신에게 투약하거나 자신을 위하여 해당 마약 또는 향정신성의약품을 기재한 처방전을 발급하여서는 아니 된다. 〈신설 2024. 2. 6.〉

③ 마약류취급의료업자는 마약 또는 향정신성의약품을 기재한 처방전을 발급하는 경우에는 식품의약품안전처장 및 통합정보센터의 장에게 투약내역의 제공을 요청하여 확인하여야 한다. 다만, 긴급한 사유가 있거나 오남용 우려가 없는 경우 등 대통령령으로 정하는 경우에는 그러하지 아니하다. 〈신설 2024. 2. 6.〉

④ 마약류취급의료업자는 투약내역을 확인한 결과 마약 또는 향정신성의약품의 과다·중복 처방 등 오남용이 우려되는 경우에는 처방 또는 투약을 하지 아니할 수 있다. 〈신설 2024. 2. 6.〉

[시행일: 2025. 2. 7.]

제30조제2항, 제30조제3항, 제30조제4항

32조(처방전의 기재)

② 마약류취급의료업자가 마약 또는 향정신성의약품을 기재한 처방전을 발급할 때에는 그 처방전에 발급자의 업소 소재지, 상호 또는 명칭, ⑦_____ 와 환자나 동물의 소유자·관리자의 ⑧_____ 및 ⑨_____ 를 기입하여 ⑩_____ 또는 ⑪_____ 하여야 한다.

③ 처방전 또는 진료기록부는 ⑫_____ 년간 보존하여야 한다.

■ ① 상실 ② 분실 ③ 도난 ④ 변질·부패 ⑤ 구별 ⑥ 잠금 ⑦ 면허번호 ⑧ 성명 ⑨ 주민등록번호 ⑩ 서명 ⑪ 날인 ⑫ 2

② 마약류 관리에 관한 법률 시행령

> **12조의2(마약류취급자의 준수사항)**
> 1. 마약류취급자가 보관 · 소지 또는 관리하는 의료용 마약류의 입고 · 출고 및 사용에 대한 기록을 작성하고 _____①_____ 년간 보관할 것.
> 2. 의료용 마약류의 저장시설에는 마약류취급자 또는 마약류취급자가 지정한 종업원 외의 사람을 출입시켜서는 아니 되며, 저장시설을 주 1회 이상 점검하여 점검부를 작성 · 비치하고 이를 _____②_____ 년간 보존할 것

③ 마약류 관리에 관한 법률 시행규칙

> **제26조(마약류의 저장)**
> 1. 마약류, 예고임시마약류 또는 임시마약류의 저장장소(대마의 저장장소를 제외한다)는 취급하는 자의 업소 또는 사무소 안에 있어야 하고, 일반인이 쉽게 발견할 수 없는 장소에 설치하되 이동할 수 없도록 설치할 것
> 2. 마약은 _____③_____ 으로 잠금장치가 설치된 _____④_____ 금고(철제와 동등 이상의 견고한 재질로 만들어진 금고를 포함한다)에 저장할 것
> 3. 향정신성의약품, 예고임시마약류 또는 임시마약류는 잠금장치가 설치된 장소에 저장할 것. 다만, 마약류소매업자 · 마약류취급의료업자 또는 마약류관리자가 원활한 조제를 목적으로 업무시간 중 조제대에 비치하는 향정신성의약품은 제외한다.
> 4. 대마의 저장장소에는 대마를 반출 · 반입하는 경우를 제외하고는 잠금장치를 설치하고 다른 사람의 출입을 제한하는 조치를 취할 것

④ 냉장보관을 요하는 향정신성약품(예 diazepam, Lorazepam)은 냉장고 내에 별도의 잠금장치가 부착된 보관함에 보관한다.

⑤ 마약대장은 지정된 장소에 보관하며, 인수인계 시와 마약사용 시, 마약 수령 및 반납 후에 기록하고 서명한다. 교대 시마다 마약의 수량을 확인하고 투약 기록과 비교 · 검토하여 남아있는 마약의 수량과 기록상의 수량이 일치해야 한다. 투약 중지된 마약 및 잔량도 마약대장에 기록하고 약국에 반납한다.

⑥ 마약대장은 _____⑤_____ 년간 일정한 장소에 보관(수문사, 현문사 2023, 31조 법률 삭제 2015)

⑦ 마약 파손 시에는 즉시 현장 그대로 보존한 상태로 사진 찍고 파손된 마약을 수거하여 깨어진 조각까지 보존하여 마약파손 보고서와 함께 약국으로 보낸다.

⑧ 약국은 반납 된 마약 및 잔량을 마약류통합관리시스템에서 "사용후폐기량"에 폐기량을 입력하여 보고하고 자체적으로 폐기한다.

⑨ 마약류의 수령은 _____⑥_____ 편으로 사용 직전에 하며, 비품약을 사용한 경우 가능한 한 해당 근무 내에 채워 놓는다.

① 2 ② 2 ③ 이중 ④ 철제 ⑤ 2 ⑥ 인

(2) 고위험 약품관리

① **고위험 약품**: 고농도 전해질, 항응고제, 항암제 등 잘못 사용되면 환자에게 치명적인 위해를 줄 수 있는 약물(Heparin, KCl, 50% $MgSO_4$ 등)

② **고위험 약품은 다른 약물과 ①＿＿＿하여 ②＿＿＿문구가 부착된 지정된 장소에 보관**

③ **항암제(이중확인)**: 투여 직전 환자 앞에서 조제 라벨, 환자 확인 후 투여

7. 기록과 보고

(1) 기록의 목적

① **의사소통**: 의료팀 간 환자 정보를 교환할 수 있는 수단

② **간호계획**: 간호계획에 필요한 정보 제공

③ **법적 증거**: 법적 증거로 채택

④ **교육**: 임상 교육자료로 활용

⑤ **질 향상**: 의료의 질 평가에 기본 자료

⑥ **감사**: 간호의 질을 점검하고 평가하는 데 사용

⑦ **통계 및 연구**: 각종 통계를 수집

⑧ **진료비 산정**: 서비스를 증거할 정보로 활용

(2) 간호 기록의 원칙

　③＿＿＿성, ④＿＿＿성, 완전성, ⑤＿＿＿성, 적시성

(3) 간호 보고의 중요성

① 병원과 직원을 소송에서 보호

② 환자와 직접 관계된 사건에 대한 보고는 법적으로 중요한 자료

③ 업무의 파악과 조정을 위해 필수적임

(4) 서면보고의 종류

24시간 보고서 (일일 보고서)	• 입퇴원 환자, 전과 환자, 중환자, 수술 및 특수검사 환자, 입원 총 환자 수 • 간호단위 현황을 한 눈에 알 수 있음
사건 보고서	• 치료과정에서 발생되는 비정상적이거나 기대하지 않았던 사건의 보고 • 약물오용, 부작용, 의료사고, 도난, 기구/물품 파손 등

■ ① 분리 ② 경고 ③ 정확 ④ 적합 ⑤ 간결

1. 간호정보시스템의 필요성

(1) 업무처리시간을 줄이고 속도 높여 직접 간호시간을 증가시킴으로서 환자간호의 질 향상

(2) 다양한 자원으로부터 정보를 받아 처리, 해석, 전송, 수행, 문서화의 요구도 증가

(3) 간호 실무에서 다루는 자료의 양이 많아지고, 수량화 작업이 발생하므로 기록유지 관련 비용 감소

(4) 신뢰성과 타당성 높은 정보 확보의 필요성

(5) 간호연구를 위한 데이터 확보의 용이

　　⇨ 간호정보화시스템을 통해 환자에게 많은 시간을 활용하여 양질의 간호서비스를 제공

2. 간호정보체계의 활용(해나와 볼)

간호실무(C)	• 간호계획 시스템, 모니터링 시스템, 간호과정 시스템, 간호기록 시스템, 처방 전달 시스템 • 간호기록의 표준화를 돕고, 임상적 의사결정을 위한 자료와 정보사용, 기록되지 않은 간호행위를 기록하도록 유도
긴호행정(A)	• 인사관리시스템, 간호업무 행정시스템, 근무 번 관리시스템, 질 향상 시스템, 환자 분류시스템, 물품관리시스템 • 제공된 간호를 측정하고 평가하는 것을 용이하게 하고, 자원의 효율적 관리 및 배분을 위한 정보를 산출하여 간호 정책 기획을 가능하게 함
간호연구(R)	• 문헌검색시스템(MEDLINE, CINAHL) • 간호과학의 자료들을 데이터베이스화하여 간호과학, 지식, 이론 구축의 발달에 기여
간호교육(E)	• 컴퓨터보조학습(CAI), CMI • 시간/장소 제한없는 교육이 가능하고, 교과과정 계획과 평가를 위한 기초 마련

3. 간호정보체계의 장점

(1) 간호업무의 표준화

(2) 간호인력자원의 효율적 활용

(3) 간호기록 및 의사소통 향상

(4) 간호업무의 정확성과 일관성 향상

(5) 간호서비스의 추적 및 결과측정 가능

4. 병원정보시스템

(1) 처방전달시스템(Order Communication System, OCS)

　① 내원 환자를 중심으로 일련의 흐름을 전산화한 것으로, 병원정보체계의 가장 핵심적 부분

　② 의사처방이 각 검사실, 약국 등 진료지원부서에 전달: 의사처방이 기초이자 핵심

　③ 기본적 기능: 정확하고 신속한 전달

(2) 영상정보시스템(PACS)

　영상정보시스템(X-ray, CT 등)을 전산화하여 저장하고 검색할 수 있는 시스템

(3) 전자의무기록(EMR)의 장점

　① 내용의 표준화: 표준간호 이행 횟수의 증가, 관찰내용의 표준화

　② 효율성 증가: 기록 읽는 시간 감소, 해석의 정확도 증가, 기록의 오류 감소

　③ 적시성 향상: 기록시간 감소

　④ 접근성 향상: 여러 사람이 동시에 자료에 접근 가능

　⑤ 데이터 검색기능 강화: 통계분석 용이, 기록시간 감소로 직접간호시간 증가, 간호연구 촉진

5. 간호정보의 표준화

NMDS, NMMDS, NANDA, NIC, NOC, ICNP, Omaha System, HHCC(CCC), ICNP

Part 09 간호서비스 마케팅

1. 마케팅의 개념

(1) 시장에서 교환을 통해 소비자의 필요와 욕구를 충족시키는 동시에 기업의 생존과 성장을 달성하기 위한 경영활동

(2) 단지 제품이나 서비스의 판매를 위한 활동이나 광고 활동이 아니라 소비자의 욕구를 충족한다는 의미로 이해해야 하며 소비자 만족을 중심으로 경영을 생각해 나가는 것

2. 서비스의 특성, 문제점, 마케팅 전략

특성	개념	문제점	해결전략
① _____	물리적 형태가 없어 제공받기 전에는 느낄 수 없음	• 저장이 불가능 • 진열이나 설명이 어려움 • 가격설정 기준이 모호함	• 유형적 단서 강조 • 인적원천 정보제공 사용 • 구전활동 활용 • 강력한 기업 ② _____ 창출 • 대고객 접촉빈도 제고 • 제공되는 효익강조 • 구매 후 ③ _____ 강화
④ _____ (_____)	생산과 소비가 동시에 일어남	• 생산과정에 고객 참여 • 직접 판매만 가능 • 집중 대규모 생산 곤란	• 구성원 선발 및 교육에 비중 • 서비스 제공자의 자동화 강화 • 세심한 ⑤ _____ 관리 필요 • 여러 지역에 서비스망 구축
⑥ _____	생산과 동시에 소멸되어 재고 없음	• 저장 및 재판매 불가능 • ⑦ _____ 및 ⑧ _____ 의 균형문제	• 수급 및 제공능력의 동시조절 • 비수기의 수요변동에 대한 대비
이질성 (가변성)	서비스 수준이 시간, 장소에 따라 동일하지 않음	• 표준화 및 품질통제가 곤란	• 서비스 표준의 설계 및 수행 • 서비스의 기계, 산업화 강화 • 서비스의 고객 맞춤화 시행 • 의료인력의 지속적인 역량개발 • 유능한 인력양성 교육과정개발

■ ① 무형성 ② 이미지 ③ 커뮤니케이션 ④ 비분리성(동시성) ⑤ 고객 ⑥ 소멸성 ⑦ 수요 ⑧ 공급

1. 상황분석

환경 분석	경쟁 분석	고객 분석	자원 분석
• 건강보험제도 변화 • 인구추세 변화 • 의료기술 변화 • 질병양상 변화	• 경쟁병원 강점/약점 • 표적고객층/전략	• 환자특성 • 서비스 이용현황 • 병원선택 영향요인	• 인적/물적 자원정도 • 구조적 문제점 • 통제불가능한 요소

2. 시장 세분화, 표적시장의 선정, 포지셔닝(STP)

(1) 시장세분화의 목적

① 정확한 시장상황 파악

② 조직의 경쟁좌표 설정

③ 정확한 표적시장 설정

④ 마케팅 자원의 효과적 배분

(2) 시장세분화의 요건

① 정보의 측정 및 획득이 용이(측정가능성)

② 규모가 커서 수익성이 보장되어야 함(실질적 규모)

③ 전달성이 높아야 함(접근가능성)

④ 명확한 구분성과 차별된 반응성

⑤ 일관성과 지속성

⑥ 마케팅 믹스전략이 효과적으로 실행 가능해야 함(실행가능성)

(3) 표적시장의 차별화 위치화 전략

비차별화 마케팅	동질적 선호패턴	전체 시장에 한 가지 마케팅
① 화 마케팅	군집화된 선호패턴	전체 시장을 몇 개의 세분시장으로 나누고, 시장마다 차이를 두어 서비스 제공
② 화 마케팅	군집화된 선호패턴	한 개 혹은 소수의 세분시장 만을 표적시장으로 함
일대일 마케팅	확산된 선호패턴	개별 고객을 별도의 세분시장으로 삼음

(4) Mcdonald & Payne의 표적시장 분류

간호고객시장	환자, 가족, 건강한 개인, 지역사회, 일반대중
내부시장	간호사, 의사, 타부서 직원, 병원행정가
공급업자시장	의료용품 제조/공급업자, 의료관련 용역업자(청소, 세탁, 경비, 간병인)
간호의뢰시장	의료관련 전문단체(간협, 의협, 학회 등), 의사
③ 시장	간호학생, 간호사 지망생, 유휴인력, 간호교육기관
영향자시장	국회, 정부, 정치집단, 소비자단체, 보험공단, 대중매체, 법률가

(5) ④

의료기관이나 특정한 의료서비스가 고객의 마음 속에서 경쟁기관이나 의료서비스와 비교되어 차지하는 위치

① 차별 ② 집중 ③ 리크루트 ④ 포지셔닝

3. 마케팅믹스 전략

4P(McCarthy): 제품(product), 가격(price), 유통경로(place), 촉진(promotion)

(1) 제품

① 간호서비스 제품이 될 수 있는 것을 개발(대상자에게 제공되는 서비스 자체)

② 기존서비스의 양과 질의 ①_____, 새로운 서비스의 ②_____

　예 임상간호서비스, 산전간호서비스

(2) 가격

간호서비스에 대한 수가책정 전략 및 기존 수가 조정 전략 활용이 필요

(3) 유통

접근경로 전략으로, 의료이용자들이 의료서비스를 원활하게 이용하도록 지원하는 활동

물리적 접근전략	통원수술, 가정간호서비스, 인터넷을 이용한 진료 및 상담, 전화상담 및 진료, 원격진료시스템, 주차장 설비, 중환자실 대기실, 편의시설, 은행, 미용실, 수유실, 자가간호 어플리케이션, 지역사회간호서비스센터
시간적 접근전략	전화예약시스템, 바쁜 시간대 의료인력 확충, 야간/공휴일 진료, 대기시간 감소, 업무과정 자동화, 24시간 상담콜 서비스
정보적 접근전략	전화상담 서비스를 통한 ③_____, 전문상담/설명/③_____, 상담실, 인터넷 ③_____
환자의뢰체계	의료전달체계 개선

(4) 촉진

① 상품 또는 서비스의 유익함에 대해 소비자가 구매하도록 설득하는 활동

② 촉진수단

ㄱ ①   (   ): 방송, 신문, 게시판, 인쇄매체, 소책자, 뉴스, 논설

ㄴ 광고: 개원광고, 신의료기술 광고

ㄷ 판매촉진: 캘린더, 기념품, 판촉물, 이벤트

ㄹ 인적 판매: 고객과의 직접 접촉, 간호사의 외모/언어/태도/지식/기술

ㅁ 구전

병동 간호서비스 촉진	외래 간호서비스 촉진
• 보호자 없는 병동 운영	• 각종 ② 자료 개발 및 활용
• 직접 간호율 높이기	• 당뇨 ② , 투석환자 ②
• 퇴원환자 전화방문(간호실명제를 통한)	• 라마즈 교실 운영
• 수간호사의 환자 직접 간호관리	• 진료과별 간호사의 ② 및 상담
• 환자상태 관리, ② /상담 위주의 간호순회	• 당일수술센터 환자 ②
• 입원환자 ②	• 전문간호사의 ② 및 상담서비스
• Critical Pathway 개발과 결과 공지	• 동일분야 간호사 conference 실시

※ 7P＝4P＋유형적 증거(Physical evidence), 사람(person), 과정(process)

4. 마케팅 실행 및 통제

(1) 실행: 마케팅 전략과 계획을 활동으로 옮기는 과정

(2) 통제: 마케팅 전략과 계획의 결과를 측정, 평가하고 마케팅 목표를 달성할 수 있도록 수정, 보완하는 일련의 활동

■ ① 홍보(PR) ② 교육

1. 간호실무범위의 법적 근거

(1) **의료법**: 간호사의 업무

① 환자의 간호요구에 대한 관찰, 자료수집, 간호판단 및 요양을 위한 간호

② 의사, 치과의사, 한의사의 지도하에 시행하는 진료의 보조

③ 간호 요구자에 대한 교육 · 상담 및 건강증진을 위한 활동의 기획과 수행, 그 밖의 대통령령으로 정하는 보건활동

④ 제80조에 따른 간호조무사가 수행하는 가목부터 다목까지의 업무보조에 대한 지도

Plus ▼ 법령이 정한 간호사의 보건활동

1. 「농어촌 등 보건의료를 위한 특별조치법」 제19조에 따라 보건진료 전담공무원으로서 하는 보건활동
2. 「모자보건법」 제10조제1항에 따른 모자보건전문가가 행하는 모자보건 활동
3. 「결핵예방법」 제18조에 따른 보건활동
4. 그 밖의 법령에 따라 간호사의 보건활동으로 정한 업무

Plus ▼ 전문간호사 제도

의료법 제78조(전문간호사)
① 보건복지부장관은 간호사에게 간호사 면허 외에 전문간호사 자격을 인정할 수 있다.
② 전문간호사가 되려는 사람은 다음 각 호의 어느 하나에 해당하는 사람으로서 보건복지부장관이 실시하는 전문간호사 자격시험에 합격한 후 보건복지부장관의 자격인정을 받아야 한다.
  1. 보건복지부령으로 정하는 전문간호사 교육과정을 이수한 자
  2. 보건복지부장관이 인정하는 외국의 해당 분야 전문간호사 자격이 있는 자
③ 전문간호사는 제2항에 따라 자격을 인정받은 해당 분야에서 간호 업무를 수행하여야 한다.
④ 전문간호사의 자격 구분, 자격 기준, 자격 시험, 자격증, 업무 범위, 그 밖에 필요한 사항은 보건복지부령으로 정한다.

---

(2) **그외**: 간호판례법, 보건복지부 유권해석, 행정부 지침, 간호실무표준

2. 면허취소와 자격정지

(1) 면허취소(의료법 제65조, 면허취소와 재교부)

① 보건복지부장관은 의료인이 다음 각 호의 어느 하나에 해당할 경우에는 그 면허를 취소할 수 있다. 다만, 제1호·제8호의 경우에는 면허를 취소하여야 한다.

1. 제8조 각 호의 어느 하나에 해당하게 된 경우

   다만, 의료행위 중 「형법」 제268조의 죄를 범하여 제8조제4호부터 제6호까지의 어느 하나에 해당하게 된 경우에는 그러하지 아니하다.

> **제8조(결격사유 등)**
> 다음 각 호의 어느 하나에 해당하는 자는 의료인이 될 수 없다.
>   1. 「정신건강증진 및 정신질환자 복지서비스 지원에 관한 법률」 제3조제1호에 따른 정신질환자. 다만, 전문의가 의료인으로서 적합하다고 인정하는 사람은 그러하지 아니하다. (절대적 취소)
>   2. ① · · 의약품 중독자(절대적 취소)
>   3. ② · · (절대적 취소)
>   4. 금고 이상의 실형을 선고받고 그 집행이 끝나거나 그 집행을 받지 아니하기로 확정된 후 5년이 지나지 아니한 자
>   5. 금고 이상의 형의 집행유예를 선고받고 그 유예기간이 지난 후 2년이 지나지 아니한 자
>   6. 금고 이상의 형의 선고유예를 받고 그 유예기간 중에 있는 자

2. 제66조에 따른 자격 정지 처분 기간 중에 의료행위를 하거나 3회 이상 자격 정지 처분을 받은 경우

2의2. 면허를 재교부받은 사람이 제66조제1항 각 호의 어느 하나에 해당하는 경우

> **제66조제1항**
>   1. 의료인의 품위를 심하게 손상시키는 행위를 한 때
>   2. 의료기관 개설자가 될 수 없는 자에게 고용되어 의료행위를 한 때
>   2의2. 일회용 의료기기를 한 번 사용한 후 다시 사용
>   3. 진단서·검안서 또는 증명서를 거짓으로 작성하여 내주거나 진료기록부등을 거짓으로 작성하거나 고의로 사실과 다르게 추가기재·수정한 때
>   4. 제20조를 위반한 경우
>   6. 의료기사가 아닌 자에게 의료기사의 업무를 하게 하거나 의료기사에게 그 업무 범위를 벗어나게 한 때
>   7. 관련 서류를 위조·변조하거나 속임수 등 부정한 방법으로 진료비를 거짓 청구한 때
>   9. 경제적 이익등을 제공받은 때
>   10. 그 밖에 이 법 또는 이 법에 따른 명령을 위반한 때

■ ① 마약·대마·향정신성 ② 피성년후견인·피한정후견인

3. ①_____을 이행하지 아니한 경우

4. ②_____를 대여한 경우

6. ③_____ 의료기기를 다시 사용하여 사람의 생명 또는 신체에 중대한 위해를 발생하게 한 경우

7. 사람의 생명 또는 신체에 중대한 위해를 발생하게 할 우려가 있는 수술, 수혈, 전신마취를 의료인 아닌 자에게 하게 하거나 의료인에게 ④_____ 외로 하게 한 경우

8. 거짓이나 그 밖의 부정한 방법으로 제5조부터 제7조까지에 따른 의료인 면허 발급 요건을 취득하거나 제9조에 따른 국가시험에 합격한 경우 (절대적 취소)

② 보건복지부장관은 제1항에 따라 면허가 취소된 자라도 취소의 원인이 된 사유가 없어지거나 개전(改悛)의 정이 뚜렷하다고 인정되고 교육프로그램을 이수한 경우에는 면허를 재교부할 수 있다. 제1항제8호에 따라 면허가 취소된 경우에는 재교부할 수 없다.

(2) 면허 자격정지(의료법 제66조, 자격정지 등)

① 보건복지부장관은 의료인이 다음 각 호의 어느 하나에 해당하면(제65조 제1항제2호의2에 해당하는 경우는 제외한다) 1년의 범위에서 면허자격을 정지시킬 수 있다. 이 경우 의료기술과 관련한 판단이 필요한 사항에 관하여는 관계 전문가의 의견을 들어 결정할 수 있다. 〈개정 2023. 5. 19.〉

> 제외: 2의2. 제2항에 따라 면허를 재교부받은 사람이 제66조 제1항 각 호의 어느 하나에 해당하는 경우

1. 의료인의 ⑤_____를 심하게 손상시키는 행위를 한 때

> 의료법 시행령
> 제32조(의료인의 ⑤_____ 손상 행위의 범위)
>   1. 학문적으로 인정되지 아니하는 진료행위(조산 업무와 간호 업무를 포함한다. 이하 같다)
>   2. 비도덕적 진료행위
>   3. 거짓 또는 과대 광고행위
>   4. 불필요한 검사 · 투약(投藥) · 수술 등 지나친 진료행위를 하거나 부당하게 많은 진료비를 요구하는 행위
>   5. 전공의(專攻醫)의 선발 등 직무와 관련하여 부당하게 금품을 수수하는 행위
>   6. 다른 의료기관을 이용하려는 환자를 영리를 목적으로 자신이 종사하거나 개설한 의료기관으로 유인하거나 유인하게 하는 행위
>   7. 자신이 처방전을 발급하여 준 환자를 영리를 목적으로 특정 약국에 유치하기 위하여 약국개설자나 약국에 종사하는 자와 담합하는 행위

▌ ① 면허 조건 ② 면허 ③ 일회용 ④ 면허 사항 ⑤ 품위

2. 의료기관 개설자가 될 수 없는 자에게 고용되어 의료행위를 한 때

2의2. ①_____ 의료기기 다시 사용

3. 진단서·검안서 또는 증명서를 거짓으로 작성하여 내주거나 진료기록부등을 거짓으로 작성하거나 고의로 사실과 다르게 ②_____·____ 한 때

4. 태아 성 감별 행위 등 금지를 위반한 경우

6. 의료기사가 아닌 자에게 의료기사의 업무를 하게 하거나 의료기사에게 그 업무 범위를 벗어나게 한 때

7. 관련 서류를 위조·변조하거나 속임수 등 부정한 방법으로 진료비를 거짓 청구한 때

9. 부당한 경제적 이익 등을 제공받은 때

10. 그 밖에 이 법 또는 이 법에 따른 명령을 위반한 때

③ 의료기관은 그 의료기관 개설자가 서류를 위조·변조하거나 속임수 등 부정한 방법으로 진료비를 거짓 청구하여 자격정지 처분을 받은 경우에는 그 자격정지 기간 중 의료업을 할 수 없다.

④ 보건복지부장관은 의료인이 ③_____를 하지 아니한 때에는 신고할 때까지 면허의 효력을 정지할 수 있다.

⑤ 의료기관 개설자가 될 수 없는 자에게 고용되어 의료행위를 한 때를 위반한 의료인이 자진하여 그 사실을 신고한 경우에는 보건복지부령으로 정하는 바에 따라 그 처분을 감경하거나 면제할 수 있다.

■ ① 일회용 ② 추가 기재·수정 ③ 면허신고

1. ①_____ 의무

- 유해한 결과가 발생하지 않도록 의식을 집중할 의무
- 주의의무 태만으로 타인의 생명 또는 건강에 해가 발생 시 민사, 형사상 책임

(1) ②_____ 의무

- 결과발생을 예견할 수 있음에도 불구하고 결과발생을 예견하지 못한 경우
- 결과예견의무가 인정되는 경우

① 발생가능성이 매우 낮은 경우라도 객관적으로 일반간호사에게 알려진 상태의 것인 경우

② 일반간호사에게 알려져 있지 않은 단계라도 그 간호사가 이를 알 수 있는 위치에 있는 경우

③ 해야 할 행위를 하지 않는 경우

(2) ③_____ 의무

① 예견 가능한 위험이 발생하는 경우에는 이를 피할 수 있는 수단을 강구해야하는 의무

② 위험이 발생되었더라도 이를 회피시켜 환자에게 아무 손해도 입히지 않았다면 비록 예견의무를 다하지 못했다하더라도 문제되지 않는다.

(3) 주의의무 판단기준

객관적 일반적 기준	간호학의 수준	통상적 간호사에게 요구되는 평균 간호사의 주의능력 기준
	재량성	적합한 방법을 선택하고 객관적으로 타당한 근거를 가져야 함
주관적 구체적 기준	지역성, 전문성, 긴급성, 치료방법의 유일성 등	

① 주의 ② 결과예견 ③ 결과회피

2. 설명 및 동의의 의무

환자의 자기결정이 요구되는 경우, 환자에게 의료행위를 받을 것인지 여부를 결정하는데 필요한 정보를 제공하고 동의를 구하여야 할 의무

(1) 의료법

의료법 제24조의2 (의료행위에 관한 설명)

① 의사·치과의사 또는 한의사는 <u>사람의 생명 또는 신체에 중대한 위해를 발생하게 할 우려가 있는 수술, 수혈, 전신 마취를 하는 경우</u> 제2항에 따른 사항을 환자(환자가 의사결정능력이 없는 경우 환자의 법정 대리인을 말한다.)에게 설명하고, 서면(전자문서를 포함)으로 그 동의를 받아야 한다. 다만, <u>설명 및 동의 절차로 인하여 수술 등이 지체되면 환자의 생명이 위험하여지거나 심신상의 중대한 장애를 가져오는 경우에는 그러하지 아니하다.</u>

② 환자에게 <u>설명하고 동의를 받아야 하는 사항</u>은 다음 각 호와 같다.

   1. 환자에게 발생하거나 발생 가능한 증상의 ① _____

   2. 수술 등의 필요성, ② _____ 및 ③ _____

   3. 환자에게 설명을 하는 의사, 치과의사 또는 한의사 및 수술 등에 참여하는 ④ _____, 치과의사 또는 한의사의 성명

   4. 수술 등에 따라 전형적으로 발생이 예상되는 ⑤ _____ 또는 ⑥ _____

   5. 수술 등 전후 환자가 준수하여야 할 사항

③ <u>환자</u>는 의사, 치과의사 또는 한의사에게 제1항에 따른 <u>동의서 사본의 발급을 요청할 수 있다.</u> 이 경우 요청을 받은 의사, 치과의사 또는 한의사는 정당한 사유가 없으면 이를 거부하여서는 아니 된다.

④ <u>동의를 받은 사항 중 수술 등의 방법 및 내용, 수술 등에 참여한 주된 의사, 치과의사 또는 한의사가 변경된 경우에는 ⑦ _____ 와 ⑧ _____ 을 환자에게 ⑨ _____ 으로 알려야 한다.</u>

---

(2) **설명의 방법**

　① 시술자가 직접 대상자에게 하여야 함

　② 설명은 구두로 하여야 하며, 정형화된 서면에 의한 설명이 구두 설명을 대신할 수 없음

　③ 대상자가 설명을 이해하고 자기 의사표현을 할 능력을 가지고 있어야 하며, 그렇지
　　못할 경우 법적 대리인이나 부모에게 동의를 구하여야 함

　④ 대상자가 동의서에 서명하는 과정에서 부당함이나 협박이 없어야 하며, 충분한 설명
　　을 들을 수 있어야만 그 동의서가 법적 효력을 가짐

3. ①＿＿＿ 의무

간호의 내용 및 그 행위가 정확하게 이루어지는가를 확인해야 하는 의무

(1) ②＿＿＿＿＿의 잘못된 행위에 대한 확인의무

　① 다른 보건의료인의 행위가 실무표준행위에 위반되지 않고 적절한지를 관찰

　② 의심이 가는 행위를 발견한 경우 이를 상위 관리자에게 보고

(2) ③＿＿＿＿＿의 행위에 대한 지도 감독, 확인 의무

(3) ④＿＿＿ 및 의료용 재료, ⑤＿＿＿의 사용과정에 대한 확인

4. ⑥＿＿＿ 의무

(1) 간호사가 간호를 통해 알게 된 개인의 비밀을 제 3자에게 말, 문서, 간호기록부를 보
　　여주는 것으로 누설해서는 안 되는 의무(민사, 형사책임)

(2) ⑥＿＿＿의 예외(정당행위로 인정)

　① 본인의 동의가 있는 경우

　② **법령에 의한 요구**: 전염병 환자 신고는 법에 의한 행위로 위법이 아님

　③ **정당한 업무 행위**: 국가적으로 승인된 공동생활의 목적을 달성하기 위해 정당한 수단
　　이라고 인정된 행위　예 집단검진 시 결핵환자 발견 후 보고

(3) 기록의 열람(의료법 제21조) 및 진료기록의 송부 등(의료법 제21조의 2)

---

① 확인　② 동료의료인　③ 간호 보조인력　④ 의료장비　⑤ 의약품　⑥ 비밀유지

1. 간호사고, 과오, 과실

간호사고	간호사가 간호업무 수행 시 예상외로 원하지 않았던 불상사가 야기된 것을 총칭
간호과오	주의의무 태만으로 타인에게 손해를 입히게 된 것을 총칭
간호과실	간호과오가 객관적으로 입증되거나 인정되었을 때 즉, 법적 판단을 받은 경우
과실	• 통상 요구되는 주의의무를 태만히 하는 것 • 합리적이고 신중한 태도로 행동하지 못한 잘못으로, 같은 상황에서 정상적인 신중한 사람이라면 행하는 범위에서 행동하지 못한 잘못
과오	• 과실의 특수한 형태 • 합리적이고 신중하게 행동하도록 교육받고 훈련된 전문가에게 기대되는 실무표준을 위반하는 경우

2. 법적 책임

(1) 민사상 책임

과오로 인한 손해를 가해자로 하여금 배상케하여 피해자를 구제하는 것

구분	채무불이행책임	불법행위책임
발생요건	① 간호사의 고의 혹은 과실 ② ①_____ ③ 손해발생 ④ ①_____ 과 손해의 인과관계	① 간호사의 고의 혹은 과실 ② ②_____ 한 간호행위 ③ 손해발생 ④ ②_____ 행위와 손해사이의 인과관계
귀책사유 입증책임	고의, 과실(③_____위반) 채무자(간호사)	고의, 과실(③_____위반) ④_____(환자)
손해배상 책임	• 의료기관의 간호사: 채무자 　- ⑤_____ 책임 • 간호사가 독립적 요양원 개설 　- 간호사(개설자) 책임	• 의료기관의 간호사: 사용자 책임 • 의사진료 협조시: 서로 감독확인 관계 시 의사단독 또는 간호사와 공동불법행위 책임 • 간호사의 고유업무시: 간호사의 단독책임, 대개의 경우는 개설자와 공동불법행위책임
배상범위	통상손해(현실로 발생한 손해)	통상손해, 위자료
소멸시효	10년(채무불이행이 일어난 날부터)	3년(손해 및 가해자를 안 날부터) 10년(불법행위를 한 날부터)

■ ① 불완전한 이행 ② 위법 ③ 주의의무 ④ 피해자 ⑤ 개설자

(2) **형사상 책임**

업무상 과실치사(상)죄(업무상 과실로 사람을 사상에 이르게 함으로서 성립)

민사책임		형사책임
가해자에 대하여 ① 적인 책임을 추궁		위법행위자에 대한 ② 적 책임 추궁
발생된 손해를 가해자로 하여금 ③ 하게 함으로써 피해자를 구제하는 것을 목적		범죄자 처벌로 인한 가해자 제재와 ④ 예방 목적
손해배상		재산형(벌금), 자유형(징역, 금고 등)
계약(채무불이행)책임	불법행위책임	업무상 과실치사상죄
• 고의 혹은 과실 • 행위 이행의 불완전성 • 손해의 발생 • 행위와 결과사이의 인과관계	• 고의 혹은 과실 • 행위가 사회가 보호하는 권리를 침해 • 손해의 발생 • 행위와 결과사이의 인과관계 • 위법한 결과로 법률상 비난을 인식하는 정신능력(책임능력)	• ⑤ 위반을 한 과실 • 업무자라는 신분관계 • 행위와 결과사이의 인과관계

※ **간호업무 관련 형법상의 죄**: 업무상 과실치사상죄, 허위진단서 작성, 위조 등의 사문서의 행사, 업무상 비밀누설죄 등

■ ① 사 ② 사회 ③ 배상 ④ 범죄발생 ⑤ 주의의무

1. 공리주의와 의무론

종류	공리주의	의무론
특징	① 목적이나 결과에 의해 행동의 옳고 그름을 판단하는 이론 ② 최대다수의 최대행복을 추구하는 원리 ④ 효용의 원리, 결과주의 원리를 따름	① 어떠한 상황에서도 지켜야 할 절대적 가치를 전제로 함 ② 결과보다 취해진 행동의 형태나 본질을 더 중요하게 여김 ③ 인간은 수단이 아니라 목적임
장점	① 의사결정시 분명한 절차를 제시 ② 도덕의 목표가 명확 ③ 도덕적 갈등, 딜레마 시 합리적 방향 제시 ④ 윤리적상황 시 신축성 있어 결과의 예외가 있음	① 일반인들이 생각하는 행위의 일반원칙을 제시하여 상황에 좌우되지 않음 ② 인간의 과거 행위를 고려하여 특정한 의무를 지운다.
단점	① 소수의 인권이 무시될 수 있음 ② 도덕적 의무보다 효용이 중시 ③ 행위의 도덕성 평가의 유일한 요인을 결과로 보므로 일상적인 도덕적 가치가 무시될 수 있음	① 도덕 규칙간의 상충 시 문제해결이 어려움 ② 도덕 추론의 절차가 복잡하여 합의에 도달하지 못하는 경우가 발생 ③ 도덕의 목표인 도덕의 중요성에 대한 명확한 근거를 제시하지 못함

2. 생명윤리의 원칙과 규칙(Beauchamp와 Childress)

(1) ① _____의 원칙

① 인간은 누구나 자신의 일을 결정할 자율권을 지니며, 그것이 타인에게 피해를 주지 않는 한 누구도 그 권리를 침해받아서는 안 된다는 원칙

② 사전 동의 원칙

동의자의 능력	대상자가 동의할 의사결정능력이 있어야 함
자발성	외부의 강요나 간섭이 없는 자발적인 결정이어야 함
정보요소	의료인은 관련되는 실제적인 정보와 계획을 대상자가 이해할 수 있게 전달해야 함

■ ① 자율성

(2) ① _____의 원칙(② _____의 원칙)

① 타인에게 고의적으로 해를 가하거나 해가 될 위험을 초래하는 것을 금지하는 것

② **이중효과의 원칙**: 다음 4가지 조건이 충족될 때 부수적으로 나쁜 결과가 발생되더라도 어떤 행동이 정당화됨

행위의 본래적 성질	행위가 선해야 하고 적어도 도덕적으로 무관해야 함
비율성	예측되는 유익한 영향은 예측되는 손상효과보다 크거나 같아야 함
의도	행위자 의도가 유익한 효과는 성취하도록 하고 손상효과는 피하도록 함
인과성	손상효과가 유익한 효과를 위한 수단이 되어서는 안 됨

(3) ③ _____의 원칙

① 타인에게 보다 적극적으로 선행을 베풀라고 하는 이타주의적 원리로 악행금지의 소극적인 의미에서 더 적극적인 의미로 확대됨

② 대상자의 ④ _____을 희생시켜서는 안됨

③ ⑤ _____의 ⑥ _____주의(정당화되는 조건)

해의 조건	대상자를 제지하지 않으면 반드시 손상을 입을 경우
자율성의 조건	대상자가 문제행위와 자신의 이익 사이의 연관 이해할 능력이 없을 때
승인의 조건	대상자가 합리적인 사고능력이 회복될 경우 그 결정을 인정할 것으로 합리적으로 생각되는 경우

(4) ⑦ _____의 원칙

① 부족한 의료자원의 공평한 분배에 관련된 원칙(분배적 정의)

② 유형: 균등한 분배, 필요에 따른 분배, 능력에 따른 분배, 노력에 따른 분배, 성과에 따른 분배

(5) 윤리규칙

⑧ _____	진실을 말해야 함. 즉, 거짓말이나 남을 기만하지 않을 의무
⑨ _____	개인의 사생활을 유지하고 비밀을 지킬 의무
성실	계약관계에서 더욱 기본적인 원칙으로, 약속을 지켜야 한다는 의무

① 무해성 ② 악행금지 ③ 선행 ④ 자율성 ⑤ 선의 ⑥ 간섭 ⑦ 정의 ⑧ 정직 ⑨ 신의

3. 윤리적 의사결정

(1) 윤리적 딜레마

윤리나 도덕적인 문제가 내재된 상황에서 만족스러운 해결이 불가능할 때, 또는 어떤 선택이나 상황이 동등하게 만족스럽지 못한 두 가지 중에서 한 가지를 선택해야 하는 경우

(2) 윤리적 사고의 단계: 보샹과 칠드레스

윤리적 판단과 행동	⇨	윤리규칙	⇨	윤리원칙	⇨	윤리이론

4. 간호윤리의 기능

(1) 간호행위를 안내하고 평가하기 위한 일반적인 원칙 제공

(2) 윤리적 의사결정시나 대상자와 다른 건강요원들에게 전문적인 간호와 관련된 책임을 수행할 수 있도록 기본적 틀 제공

(3) 간호 행위가 윤리적 근거가 확실한 선한 행위가 되도록 안내하는 역할

5. 간호연구와 윤리

(1) 연구대상자의 권리

① 연구에 대하여 알 권리

② 연구 참여 여부를 자율적으로 결정하고 동의할 권리(사전동의)

③ 개인의 사생활과 신의에 대한 권리

④ 연구대상자로 참여할 동등한 기회를 가질 권리

⑤ 치료나 간호를 받을 권리

(2) 인간대상 연구의 동의 내용(생명윤리 및 안전에 관한 법률)

① 인간대상 연구의 목적

② 연구대상자의 참여기간, 절차 및 방법

③ 연구대상자에게 예상되는 위험 및 이득

④ 개인정보 보호에 관한 사항

⑤ 연구참여에 따른 손상에 대한 보상

⑥ 개인정보 제공에 관한 사항

⑦ 동의의 철회에 관한 사항

(3) 기관생명윤리위원회(IRB)

인간 대상의 의학실험이나 행동연구에서 피실험자의 권리와 복지를 보호하기 위해 공식적으로 구성되는 위원회

6. 한국간호사 윤리강령

(1) 윤리강령의 기능

① 전문직이 허용하는 최소한의 품위 있는 행동을 수행할 수 있는 표준을 제공

② 행동 결정에 있어서 전문직이 참고해야 하는 윤리적 고려점의 일반조건을 암시

③ 도덕적 문제의 체계적 탐구를 시작하기 위한 출발점

(2) 한국 간호사 윤리강령 역사

① 1972년 제정

② 1983년 1차 개정

③ 1995년 2차 개정

④ 2006년 3차 개정

⑤ 2013년 4차 개정

⑥ ①_____ 년 ②___ 차 개정: 2023년 2월, '한국간호사 윤리강령'이 5차로 개정됨에 따라 윤리선언과 윤리지침도 함께 개정

(3) 한국간호사 윤리강령의 제정배경

① 간호사의 자율적인 통제의 표준을 사회에 알리고 구성원들에게 지키도록 권유하기 위함

② 급격한 의료환경 변화에 대처하기 위함

③ 간호사의 의사결정에서 판단의 근거가 되게 하기 위함(법적 근거는 아님)

(4) 5차 개정의 배경

① 인구고령화 및 COVID-19 팬데믹(pandemic) 등으로 숙련된 간호사가 증가됨과 동시에 간호사의 사회적 책무는 더 강조됨

② 구체적이고 분명하며 적극적으로 표현함으로써 간호사의 윤리적 책임을 강조하고 윤리적 간호행위에 대한 명확한 지침을 제공

(5) 윤리강령의 한계점

① 도덕문제를 해결하기 위한 ③_____ 의 지침을 제시한다.

② 규약은 상반되는 지침을 피할 수 없으며 그에 따라 ④_____ 한 수용을 하게 된다. 도덕적 딜레마 상황에서 윤리강령에 대한 다른 해석을 할 수 있으며 문제해결을 위해서는 강령자체를 초월하여 논쟁할 수도 있다.

③ 규약이 많아지면 간결성과 단순의 유용성을 잃게 된다.

④ 모든 가능한 상황에 분명한 지침을 규약은 ⑤_____.

⑤ 시대적 상황에 따라 함께 변해가는 한계가 있다.

① 2023 ② 5 ③ 최소한 ④ 광범위 ⑤ 없다

(6) 한국간호사 윤리선언과 윤리지침

구분	제정 / 개정	개발배경 / 목적
한국간호사 윤리선언	2006년 제정 2014년 1차 개정 2023년 2차 개정	개발배경 전문직의 높은 윤리성을 대사회적으로 선언
한국간호사 윤리지침	2007년 제정 2014년 1차 개정 2023년 2차 개정	목적 대한간호협회가 제정한 '한국 간호사 윤리 선언'과 '한국 간호사 윤리 강령'의 정신을 실천하기 위한 구체적 행동 지침을 마련함으로써 국민의 건강 및 안녕을 증진하고 인권 신장에 기여

(7) 간호윤리강령 개정안 비교

① 본문 – 제목

영역	4차 개정(2013년)	5차 개정(2023년)
간호사와 대상자	1. 평등한 간호제공	1. 평등한 간호 제공
	2. 개별적 요구 존중	2. 개별적 요구 존중
	3. 사생활 보호 및 비밀유지	3. 사생활 보호 및 비밀유지
	4. 알 권리 및 자기결정권 존중	4. 알 권리 및 자기결정권 존중
	5. 취약한 대상자 보호	5. 취약한 간호 대상자 보호
	6. 건강환경 구현	6. 건강 환경 구현
		7. ①_____(신설)
전문가 → 전문인(5차) 으로서의 간호사의 의무	7. 간호표준 준수	8. 간호표준 준수
	8. 교육과 연구	9. 교육과 연구
	9. 전문적 활동	10. 정책 참여
	10. 정의와 신뢰의 증진	11. 정의와 신뢰의 증진
	11. 안전한 간호 제공	12 안전을 위한 간호
	12. 건강 및 품위 유지	13. 건강 및 품위 유지
간호사와 협력자	13. 관계윤리 준수	14. 관계윤리 준수
	14. 대상자 보호	15. 간호 대상자 보호
	15. 생명과학기술과 존엄성 보호	16 첨단 생명 과학 기술 협력과 경계

■ ① 인간의 존엄성 보호

② 본문

영역	4차 개정(2013년)	5차 개정(2023년)
간호사와 대상자	**1. 평등한 간호제공** 간호사는 대상자의 국적, 인종, 종교, 사상, 연령, 성별, 정치적 사회적 경제적 지위, 성적지향, 질병과 장애의 종류를 불문하고 차별없는 간호를 제공한다.	**1. 평등한 간호 제공** 간호사는 간호 대상자의 국적, 인종, 종교 사상, 연령, 성별, 정치적·사회적·경제적 지위, 성적 지향, 질병, 장애, 문화 등의 차이에 관계없이 평등하게 간호한다.
	2. 개별적 요구 존중 간호사는 대상자의 관습, 신념 및 가치관에 근거한 개인적 요구를 존중하며 간호를 제공한다.	**2. 개별적 요구 존중** 간호사는 간호 대상자의 관습, 신념 및 가치관에 근거한 개인적 요구를 존중하여 간호하는 데 최선을 다한다.
	3. 사생활보호 및 비밀유지 간호사는 대상자의 사생활을 보호하고, 비밀을 유지하며, 간호에 필요한 정보 공유만을 원칙으로 한다.	**3. 사생활 보호 및 비밀유지** 간호사는 간호 대상자의 개인 건강 정보를 포함한 사생활을 보호하고, 비밀을 유지하며 간호에 필요한 최소한의 정보 공유를 원칙으로 한다.
	4. 알 권리 및 자기결정권 존중 간호사는 간호 대상자를 간호의 전 과정에 참여시키며, 충분한 정보제공과 설명으로 간호 대상자가 스스로 의사결정을 하도록 돕는다.	**4. 알 권리 및 자기결정권 존중** 간호사는 간호의 전 과정에 간호 대상자 참여시키며 충분한 정보 제공과 설명으로 간호 대상자가 스스로 의사 결정을 하도록 돕는다.
	5. 취약한 대상자 보호 간호사는 취약한 환경에 처해있는 간호 대상자를 보호하고 돌본다.	**5. 취약한 간호 대상자 보호** 간호사는 취약한 환경에 처해 있는 간호 대상자를 보호하고 돌본다.
	6. 건강환경 구현 간호사는 건강을 위협하는 사회적 유해환경, 재해, 생태계의 오염으로부터 간호 대상자를 보호하고, 건강한 환경을 보전 유지하는 데에 참여한다.	**6. 건강 환경 구현** 간호사는 건강을 위협하는 사회적 유해 환경, 재해 생태계의 오염으로부터 간호 대상자를 보호하고 건강한 환경을 보전, 유지하는 데 적극적으로 참여한다.
		7. ① _____ (신설) 간호사는 첨단 의과학 기술을 포함한 생명 과학 기술의 작용을 받는 간호 대상자를 돌볼 때 인간 생명의 존엄과 가치를 인식하고 간호 대상자를 보호한다.

▌① 인간의 존엄성 보호

영역	4차 개정(2013년)	5차 개정(2023년)
전문인으로서의 간호사의 의무	**7. 간호표준 준수** 간호사는 모든 업무를 대한간호협회 업무 표준에 따라 수행하고 간호에 대한 판단과 행위에 책임을 진다.	**8. 간호표준 준수** 간호사는 모든 업무를 대한간호협회 간호 표준에 따라 수행하고 간호에 대한 자신의 판단과 행위에 책임을 진다.
	8. 교육과 연구 간호사는 간호수준의 향상과 근거기반 실무를 위한 교육과 훈련에 참여하고, 간호표준 개발 및 연구에 기여한다.	**9. 교육과 연구** 간호사는 간호수준의 향상과 근거기반 실무를 위한 교육과 훈련에 참여하고, 간호표준 개발 및 연구에 기여한다.
	9. 전문적 활동 간호사는 전문가로서의 활동을 통해 간호정책 및 관련제도의 개선과 발전에 참여한다.	**10. 정책 참여(제목변경)** 간호사는 간호 전문직의 발전과 국민 건강 증진을 위해 간호 정책 및 관련 제도의 개선 활동에 적극적으로 참여한다.
	10. 정의와 신뢰의 증진 간호사는 의료자원의 분배와 간호 활동에 형평성과 공정성을 유지하여 사회의 공동선과 신뢰를 증진하는 데에 참여한다.	**11. 정의와 신뢰의 증진** 간호사는 의료자원의 분배와 간호 활동에 형평성과 공정성을 유지함으로써 사회의 공동선과 신뢰를 증진하는 데에 기여한다.
	11. 안전한 간호 제공 간호사는 간호의 전 과정에서 인간의 존엄과 가치, 개인의 안전을 우선하여야 하며, 위험을 최소화하기 위한 조치를 취한다.	**12. 안전을 위한 간호** 간호사는 간호의 전 과정에서 간호 대상자의 안전을 우선시 하며, 위험을 최소화하기 위한 조치를 취해야 한다.
	12. 건강 및 품위 유지 간호사는 자신의 건강을 보호하고 전문가로서의 긍지와 품위를 유지한다.	**13. 건강 및 품위 유지** 간호사는 자신의 건강을 보호하고 전문인으로서의 긍지와 품위를 유지한다.

영역	4차 개정(2013년)	5차 개정(2023년)
간호사와 협력자	13. 관계윤리 준수 간호사는 의료와 관련된 전문직, 산업체 종사자와 협력할 때 간호 대상자 및 사회에 대한 윤리적 의무를 준수한다.	14. 관계윤리 준수 간호사는 동료 의료인이나 간호 관련 종사자와 협력하는 경우 상대를 존중과 신의로서 대하며, 간호 대상자 및 사회에 대한 윤리적 책임을 다한다.
	14. 대상자 보호 간호사는 간호 대상자의 건강과 안전이 위협받는 상황에서 적절한 조치를 취한다.	15. 간호 대상자 보호 간호사는 동료 의료인이나 간호 관련 종사자에 의해 간호 대상자의 건강과 안전이 위협받는 경우, 간호 대상자를 보호하기 위한 직결한 조치를 취한다.
	15. 생명과학기술과 존엄성 보호 간호사는 인간생명의 존엄성과 안전에 위배되는 생명과학기술을 이용한 시술로부터 간호 대상자를 보호한다.	16. 첨단 생명 과학 기술 협력과 경계 간호사는 첨단 생명 과학 기술을 적용한 보건 의료 연구에 협력함과 동시에 관련 윤리적 문제에 대해 경제하고 대처한다.

- 〈간호사와 간호 대상자〉에서 '인간의 존엄성 보호(7)' 항목이 추가되어 6개 항목에서 7개 항목으로 증가되었다.
- '개별적 간호요구 존중(2)'에서 '간호한다'를 '간호하는 데 최선을 다한다'로, '건강 환경 구현(6)'에서 '참여한다'를 '적극적으로 참여한다'로 변경함으로써 간호사가 간호현장업무뿐 아니라 사회적 책무에도 적극적으로 참여할 것을 권고하고 있다.
- '사생활 보호 및 비밀유지(3)'에서 '간호 대상자의 사생활을 보호하고'를 '간호 대상자의 개인건강정보를 포함한 사생활을 보호하고'로 변경함으로써 개인 건강 정보가 강조되었다.
- 〈전문인으로서의 간호사의 의무〉에서는 '전문적 활동(9)'이 '정책 참여(10)'로, '간호정책 및 관련제도의 개선과 발전에 참여한다'가 '간호전문직의 발전과 국민건강증진을 위한 활동에 적극적으로 참여한다'로 변경되었다.
- 안전한 간호제공(11)은 '안전을 위한 간호(12)'로 변경되었고, '위험을 최소화하기 위한 조치를 취한다'에서 '위험을 최소화하기 위한 조치를 취해야 한다.'로 변경함으로써 간호사의 의무가 더욱 강조되었다.
- 〈간호사와 협력자〉에서는 '관계윤리 준수(14)'에서 '의료와 관련된 전문직, 산업체 종사자'가 '동료 의료인이나 간호 관련 종사자'로 보다 구체적으로 명시되었고, '대상자 보호(14)'는 '간호 대상자 보호(15)'로 변경되었으며 '동료 의료인이나 간호 관련 종사자에 의해'가 추가됨으로써 안전을 위협하는 주체와 위협받는 대상자를 분명하게 적시하였다.
- '생명과학기술과 존엄성 보호(15)'를 '첨단 생명과학기술 협력과 경계(16)'로 변경함으로써 협력과 동시에 관련된 윤리적 문제에 대해 경계하고 대처할 것을 강조하였다.